Fratzer/Hoffmann
Schach der MS

Dr. med. Uwe Fratzer
Prof. Dr. H. Hoffmann

SCHACH DER MS

Bestandsaufnahme und neue Strategie gegen Multiple Sklerose

Ein Report für Betroffene

printul

CIP-Titelaufnahme der Deutschen Bibliothek

Fratzer, Uwe; Hoffmann, Heinz:
Schach der MS: Bestandsaufnahme und neue Strategie gegen Multiple-Sklerose; e. Report für Betroffene / Uwe Fratzer, Heinz Hoffmann – München: Printul-Verlag.-Ges., 1989
ISBN 3-925575-17-0

2., überarbeitete Auflage 1990

Die in vorliegendem Report angegebenen Dosierungsanleitungen von Handelspräparaten wurden sorgfältig geprüft. Dennoch kann eine Gewähr für Richtigkeit weder von Autor noch Verlag übernommen werden, insbesondere im Hinblick auf mögliche Druckfehler. Dem Leser wird deshalb empfohlen, die Hinweise und Informationen der jeweiligen Hersteller von Präparaten zu beachten (Beipackzettel).
Die Aufführung von Handels- oder Produktnamen berechtigt nicht zu der Annahme, daß diese von jedermann frei benutzt werden dürfen. Vielmehr kann es sich auch dann um geschützte Marken- oder Warenzeichen handeln, wenn diese auch nicht eigens als solche markiert sind.
In jedem Fall sollte nur nach Rücksprache mit dem Arzt bzw. Therapeuten behandelt werden.

Gesamtherstellung: H. Mühlberger GmbH, Gersthofen
Buchumschlaggestaltung: Graupner + Partner, München
ISBN 3-925575-17-0

Zueignung

Den vorliegenden Report zur Multiplen Sklerose widme ich meiner kleinen Nichte Anja und meiner Frau Evelyn-Regina. Ihr beider fester Glaube in meine Arbeit und ihre Hoffnungen auf den Erfolg für die Patienten waren mir stets Ansporn und Hilfe.

Meine jahrelangen wissenschaftlichen Arbeiten, der hohe persönliche und finanzielle Einsatz, das Ertragen von Mißerfolgen, der Kampf gegen unverständlichen Neid, das ermüdende Herumschlagen eines Einzelnen mit Institutionen wurde tragbar durch Verständnis, Nachsicht und Geduld meiner Frau und ihrer ständigen Bereitschaft, mich in meiner Arbeit psychisch und physisch zu unterstützen.

Seit Beginn meiner experimentellen Arbeiten konnte ich das Fortschreiten der MS-Erkrankung bei Anja aufhalten. Dieser Erfolg, dem inzwischen eine größere Zahl gleicher Ergebnisse folgten, gaben mir Mut und Kraft weiterzuarbeiten, im Kampf gegen die Multiple Sklerose.

U. F.

Vorwort zur 2. Auflage

Mitte des 2. Halbjahres 1989 wurde die Verdachtsdiagnose »MS« bei meiner 17jährigen Tochter Cordula zur Gewißheit. Nach meiner Nichte Anja somit der zweite Fall im engsten Familienkreis! Cordula, die als »Azubi« in meiner Praxis arbeitet, nahm die Diagnose sehr gefaßt auf und hält sich seither streng an Ernährungsvorschriften und Therapie. Meine täglich größer werdenden Erfolge im Kampf gegen die MS geben mir die Zuversicht, daß Cordula eine positive Zukunftsperspektive hat.
Die vorliegende 2. Auflage meines Buches wurde aktualisiert. Positive Pressekritik, Unterstützung durch Kollegen und erste Anerkennungen durch Sozialversicherungsträger geben mit die Sicherheit, den richtigen Weg zu gehen.
Mein besonderer Dank gilt Herrn PD Dr. Neu, Chefarzt der neurologischen Klinik des akad. Lehrkrankenhauses Sindelfingen, der mich in meiner Arbeit ermutigte und mir Einblicke gewährte in seine eigene wissenschaftliche Tätigkeit gegen die MS.
Ein herzliches Dankeschön auch an meinen Bundesbruder, Herrn Dr. med. J. P. Lesko, für seine Hilfe bei der Überarbeitung dieser 2. Auflage.

März 1990 U. F.

Inhaltsverzeichnis

Teil II.: Neue Wege *49*

Mein Weg zur MS:

Frühsommer 1985 – der Tag kühlte allmählich ab, ich saß auf der Gartenterrasse, die Anspannung der Wochenarbeit gab nach, ein gewöhnlicher Samstagabend. Das Telefon schreckte mich etwas auf – mein Blick zur Uhr – 22.30 Uhr.
Mein Bruder bat um Rat. Seine Tochter Anja hatte seit Tagen unklare, schlecht zu beschreibende Störungen. Neben einseitigen Kopfschmerzen und Sehstörungen habe sie ein Kältegefühl im Bauchbereich, Mißempfindungen im rechten Oberschenkel. Heute seien zusätzlich Gehstörungen aufgetreten. – Bei Anja ist seit Jahren ein niedriger Blutdruck bekannt, unter dessen Folgen sie – besonders im Sommer – zu leiden hat.
Ich beruhigte zunächst meinen Bruder mit dem Hinweis auf die bekannte Kreislaufsituation und bestellte das Mädel für den folgenden Sonntagvormittag in meine Praxis ein.
Die am nächsten Morgen durchgeführte Untersuchung bestätigte meinen Anfangsverdacht. Blutdruckwerte lagen – bei mehrfacher Messung – um 110/70 mm Hg. Nach einem halbseitigen Gesichtsfeldausfall von mehreren Minuten Dauer berichtete Anja über Nebelsehen und zeitweise verzerrte Sehbilder bei insgesamt deutlich verminderter Sehschärfe. Die rechte Wange war – inclusive beider Lippen – taub. Das gleiche Bild bot sich im rechten Unterarm, in der rechten Hand und Unterbauch sowie rechtem Oberschenkel. Die Bauchhautreflexe waren erloschen, die Muskeleigenreflexe im Bereich des

rechten Beines waren stark gesteigert. Die Schriftprobe der Rechtshänderin zeigte eine nahezu unleserliche, von der Zeile weglaufende Schrift. In dem von mir modifizierten Stehversuch – geschlossene Bein-/Fußstellung, nach vorne ausgestreckte Arme und geschlossene Augen – zeigte Anja eine ausgeprägte Fallneigung nach rückwärts. Das Gangbild unsicher mit deutlicher rechtsbetonter Ataxie, noch ausgeprägter im Rückwärtslaufversuch. Entgegen der – bei Ärzten fast üblich gewordenen Reaktion – die Verdachtsdiagnose nicht zu nennen, teilte ich Anja und meinem Bruder meine Vermutung mit: Verdacht auf eine neurologische Systemerkrankung, wahrscheinlich MS – mit dringender Notwendigkeit weiterer diagnostischer Maßnahmen.
Der am Montagmorgen konsultierte Augenarzt festigte die Vermutung, woraufhin ich die Einweisung in die nächstgelegene neurologische Uni-Klinik vornahm, welche mit Hilfe moderner Diagnosetechniken die MS-Erkrankung bestätigte.
Noch in der Klinik bat mich Anja, bei ihr künftig die Therapie zu übernehmen. Ihr inständiges Drängen, ihr fester Glaube und ihr Vertrauen zwangen mich, ihrer Bitte nachzugeben. Die folgenden Wochen und Monate wurden für mich zu einem Wettlauf mit der Zeit und der Erkrankung. Ich begann mit einem Studium der Literatur, saß nächtelang in meinem Arbeitszimmer, erarbeitete biochemische Probleme, histopathologische Probleme und erkannte Querverbindungen aus dem Bereich des Bindegewebes, des Fettstoffwechsels und der Entzündungslehre.

Die daraus gewonnenen Erkenntnisse, Theorien und logischen Schlußfolgerungen diskutierte ich mit befreundeten Kollegen und Chemikern. Die Umsetzung in die praktische Anwendung war eine Frage von Tagen.
Seit diesen Tagen fühle ich mich an diese Krankheit gebunden, verfolge sie und finde täglich neu bestätigt: die MS verläuft nach festen Gesetzmäßigkeiten, ihr Ablauf ist logisch und ihr kann nur begegnet werden, wenn man sich ihrer Gesetzmäßigkeit anpaßt, was ich im übrigen mache und täglich neu hinzulerne – und übrigens – nicht ohne Erfolg.

Multiple Sklerose – bis heute kommt diese Diagnose nur leise über die Lippen eines Arztes, wird dem Betroffenen nur allzu oft noch lange vorenthalten und nur mit nächsten Angehörigen besprochen. Weder weitere Familie noch Umwelt dürfen über die Erkrankung etwas erfahren, bedeutet sie doch mögliche Isolation, Arbeitsplatzverlust und sozio-ökonomischen Abstieg.
Dieses vielfältige Fehlverhalten ist seitens des Arztes Ausdruck einer therapeutischen Hilflosigkeit, der Angehörigen falsch verstandenes Mitleid und bedeutet für Betroffene wertvollen Zeitverlust. Bedingt durch schicksalhaften Krankheitsablauf wird die »Wahrheit« dennoch eines Tages bekannt, wobei soziales Umfeld – nach kurzer Mitleidsatempause – sich regelmäßig von dem Erkrankten löst. In einer Entwicklungsepoche der Anbetung von Geld, Verherrlichung von Leistung, subtiler Ausnutzung des Menschen hinter pseudosozialen Fassaden bei gleichzeitiger Demontage sozialer Errungen-

schaften, wird der MS-Kranke rasch aus dem Gedankengut »verdrängt« und karitativen Einrichtungen und Selbsthilfeorganisationen überlassen.
Die relativ kleine Gesamtzahl der Erkrankten bedingt die fehlende Lobby und das mangelhafte Interesse der Industrie an der Erforschung dieser Krankheit. Fortschritte sind deshalb regelmäßig die Ergebnisse kleiner Wissenschaftsgruppen an Universitäten – ungenügend mit Forschungsmitteln ausgestattet – oder »Abfallprodukte« neuer Technologien wie z. B. der Kernspintomographie – die ursprünglich für andere Bereiche entwikkelt wurde.
Erfolgversprechende therapeutische Fortschritte sind häufig Zufallsentdeckungen. Alternative Therapie-Erfolge medizinischer Einzelkämpfer erleben den frühen »Knock out« durch Schulmediziner – dazu meist ohne Prüfung. Unterdessen werden MS-Kranke in diversen Kliniken weiterhin mit zytotoxischen – zellzerstörenden – Substanzen »behandelt«, deren Unwirksamkeit im Doppelblindversuch längst nachgewiesen ist.
Somit muß der MS-Kranke – auf sich allein gestellt – selbst nach neuen Wegen suchen. Der Report »Schach der MS« soll hierzu als Wegweiser dienen. Neben einer Bestandsaufnahme zur Krankheit, ihrer Diagnosesicherung werden aktuelle neue Therapiewege aufgezeigt und erläutert.
Neben einem intensiven Literaturstudium basiert das Wissen des Autors auf einer eigenen großen Fallzahl von behandelten MS-Patienten.
Im Bereich von Ernährungsfragen sowie den Problemen

des Vitaminstoffwechsels, den Fragenkomplexen »Mineralstoffe und Spurenelemente« danke ich an dieser Stelle besonders *Herrn Prof. Dr. Heinz Hoffmann*, der mich stets intensiv und hilfreich beriet. Seine ausgezeichneten Kenntnisse, die er mir bereitwillig zur Verfügung stellte, waren Impulse im Fortschritt meiner Arbeit.

Merke: MS-Betroffene, die sich nach der Lektüre dieses Reports für die hier vorgestellte neue Therapie interessieren, sollten sich stets an den Arzt oder Therapeuten ihres Vertrauens wenden, die Therapie überwachen und in der Medikation beraten lassen.
Eine Selbstmedikation sollte nicht erfolgen!

Juni 1989 U. F.

Teil I
Bestandsaufnahme

1. Definition und Verteilungsmuster der MS

1.1 Definition der MS

Die Multiple Sklerose ist eine primär entzündliche Erkrankung des Zentralnervensystems bislang ungeklärter Herkunft. Sie zählt zu den wichtigsten Entmarkungskrankheiten, d. h. sie zerstört die Markscheiden der Nerven im Gehirn und Rückenmark, was die Ursache der neurologischen Ausfälle ist, da die betroffenen Regionen die Fähigkeit verlieren, Nervenimpulse weiterzuleiten. Die Vielzahl der »Befallsmöglichkeiten« im Zentralnervensystem bedingen das bunte Bild der neurologischen Ausfallsmuster.

1.2 Verteilungsmuster der MS

1.2.1 Altersverteilung

Der mittlere Altersbereich für das Auftreten der MS wird in der Literatur mit dem 20. bis 40. Lebensjahr angegeben. Hierbei berichten Autoren auch über rassische Unterschiede. Einig ist man sich wieder, daß Erkrankungen unterhalb des 10. Lebensjahres kaum vorkommen, ebenso Erkrankungen oberhalb des 60. Lebensjahres selten sind. Der tatsächliche Krankheitsbeginn läßt sich jedoch häufig nur schwer festlegen, da eine exakte Krankengeschichte der jeweiligen Patienten schwer zu erstellen ist. Häufig sind die ersten Krankheitssymptome und ersten Schübe nicht erinnerlich, sind vom Patienten – nach möglicherweise jahrelangem symptomfreien Intervall – vergessen oder auch vom betreuenden Arzt fehlinterpretiert und somit nicht registriert worden.

1.2.2 Geschlechtsverteilung

Eindeutig häufiger erkranken Frauen an MS als Männer. Hierbei liegt das Verhältnis Frauen : Männer wie 2 : 1. Eine ursächliche Erklärung gibt es nicht, doch entsprechen diese Zahlen Beobachtungen aus anderen Krankheitsbereichen mit »immunologischer Aktivität«, wie etwa der »primär chronischen Polyarthritis« (PCP), bei der das Erkrankungsverhältnis Frauen : Männer wie 2 : 1 ist.

1.2.3 Geographische Verteilung

Mit einer Prävalenzrate (= die Anzahl der tatsächlich erkrankten Personen auf 100 000 Einwohner an einem bestimmten Stichtag) von 60 auf 100 000 Einwohner zählt die MS zu einer der häufigsten neurologischen Erkrankungen nördlich des 46. Breitengrades im Europa. Hierbei fallen die Erkrankungszahlen in Nord-Süd-Richtung ab, wobei dieses Erscheinungsbild auch für den nordamerikanischen Kontinent gilt. Der Äquator erscheint als Drehachse eines Spiegelbildes, wobei die Erkrankungshäufigkeit mit der Entfernung vom Äquator zunimmt. Ob diese Beobachtungen tatsächlich für die Erforschung der Erkrankung wichtig sind, sei dahingestellt, insbesondere unter dem Aspekt, daß hier auch erhebliche Ausnahmen bestehen und von vielen Erdregionen noch überhaupt keine Zahlen vorliegen.

1.3 MS – familiär gehäuft – genetisch determiniert?

Diese Fragestellung muß eindeutig bejaht werden. Statistische Daten belegen, daß das Risiko an MS zu erkranken, um 15mal und höher ist bei einem bekannten Krankheitsfall in der näheren Verwandtschaft. Neueste Ergebnisse einer Studie aus zehn kanadischen Kliniken belegen, daß eine Übereinstimmungsrate eineiiger Zwillinge von 33,3 % besteht, gegenüber einer Übereinstimmungsrate von nur 2,3 % bei zweieiigen Zwillingen, die der Rate von Nicht-Zwillingsgeschwistern von MS-Patienten entspricht, die bei 1,9 % liegt.
Dank der wissenschaftlichen Forschungsgruppe der Universität Boston konnte 1989 die fragliche Gengruppe erkannt werden!
Somit muß eine Veranlagung postuliert werden, »leichter« als gegenüber »nicht vorbelasteten« Patienten an MS erkranken zu können, wobei am ehesten ein Defekt zu diskutieren ist, der die Fähigkeit zu adäquater Immunantwort betrifft.

Merksätze für MS-Patienten aus Kapitel 1.

- **MS ist eine primär entzündliche Erkrankung des ZNS (Zentralnervensystems).**
- **Die MS führt zu einer progressiven Zerstörung der Markscheiden von Nerven.**
- **Bevorzugter Altersbereich für das Auftreten der Erkrankung ist das 20. - 40. Lebensjahr.**
- **Frauen erkranken zweimal häufiger an MS als Männer.**
- **Die MS ist eine genetisch determinierte Erkrankung mit unbekannter Penetrationsstärke.**

2. Fakten und Theorien zur Krankheitsentstehung

2.1 Geschichtlich interessante Fakten

Die erste allgemeingültige – und heute noch in 15% der Fälle zutreffende Beschreibung der MS – stammt von Charcot aus dem Jahre 1868. Erst 1904 wurde die Symptombeschreibung der MS durch Müller ergänzt. Erste diagnosesichernde Befunde gelangen in den 20er und 30er Jahren. Eine genetische Disposition wurde im gleichen Zeitraum erstmals postuliert. Als auslösende Faktoren werden akute Infektionen angenommen, Giftungsreaktionen auf Schwermetalle, Gefäßerkrankungen, »reaktive« Entzündungen auf Zahninfektionen, Mangel an bestimmten Spurenelementen, Defizite an Vitaminen sowie Reaktionen bzw. Spätkomplikationen auf virale Infekte.

Zusammengefügt haben die an der MS interessierten Altväter der Medizin auf Grund von genauen Beobachtungen, intensiver Hinwendung zum Patienten und seiner Krankheit, viele »Bausteine« zusammengetragen, die noch heute in das Mosaik der MS passen. Verglichen mit dem aktuellen Kenntnisstand – dem »Wunderwerk« der Medizin – sind zu den damals gefundenen Mosaiksteinen nur eine bescheidene Anzahl neuer hinzugekommen.

2.2 Virale Infektionen

Ein eigentliches MS-spezifisches Virus hat man bislang nicht gefunden. Auch läßt sich die Krankheit experimentell nicht übertragen, was der lange Zeit geführten Virustheorie ebenfalls entgegensteht.

2.2.1 Slow-Virus-Infektion

Eine derartige Ursache wird bis zur Gegenwart heftig diskutiert. Man versteht unter einer sog. »slow-virus-Infektion« eine Erkrankung, die durch einen Erreger ausgelöst wird, der über lange Zeit im Körper überlebt und regelmäßig lange Zeit nach Eintritt in den Körper erst aktiv wird und zu Krankheitssymptomen führt. Dies kann einmal durch eine lange Inkubationszeit bedingt sein oder aber durch eine Veränderung des Erregers erfolgen, während der »Körperpassage«.

Beispielhaft steht hierfür das Zoster-Virus (der Erreger der Gürtelrose), das mit dem Erreger der Windpocken identisch ist, in der Jugend die Windpockenerkrankung auslöst, ein Leben lang im Körper überlebt und dann eines Tages, meist bei Schwächung des Patienten, segmental Nerven befällt, das typische Bläschen-Bild der Gürtelrose bietet und von heftigen Nervenschmerzen begleitet wird. (s. auch Kapitel 6. und 6.1)

Daß eine Menge von Viren gerade im Zentralnervensystem überdauert, belegen jüngste Untersuchungen. Dies gab der These eines mutierten Masern- oder Mumpsvirus erneuten Auftrieb und ist sicherlich noch lange nicht ausdiskutiert.

2.2.2 Die »veränderte« Immunantwort

Unter dem Schlagwort »Immunantwort« verstehen wir die Fähigkeit eines lebenden Organismus, auf – für diesen Organismus fremdartige Substanzen – adäquat, d. h. angepaßt, zu reagieren, um die Intaktheit des Systems zu erhalten. Hierbei verfügt der menschliche Körper über ein umfangreiches und außerordentlich komplexes Immunsystem. Denken wir nur einmal an die Fähigkeit des Körpers – etwa bei Organverpflanzungen – exakt in körpereigen und körperfremd zu unterscheiden und somit ein verpflanztes Organ wieder abzustoßen. Gleiche Mechanismen gelten für das Eindringen von Bakterien oder Viren in den Körper, die als solche von einem intakten Immunsystem erkannt, von diesem gestellt und vernichtet werden.

Liegt eine krankhaft veränderte Immunantwortfähigkeit vor, sind zwei grundsätzliche Reaktionsmechanismen möglich:

a) Eine verminderte Immunantwortfähigkeit – wie sie bei chronischen Infektionen auftritt,
b) Eine überschießende Immunantwortfähigkeit – die bei den sog. Autoimmunkrankheiten auftritt.

Der Gruppe der Autoimmunkrankheiten konnte in den letzten Jahren eine große Zahl bislang ungeklärter Erkrankungen zugeordnet werden, an erster Stelle die Erkrankungen aus dem sog. rheumatischen Formenkreis. Gemeinsames Problem all dieser Erkrankungen ist die Fähigkeit des in Abwehrstellung befindlichen Körpers – auf Grund einer immunologischen Fehlreaktion – immunkompetente Antworten gegen körpereigene Zellstrukturen zu geben (daher Autoimmun) und somit körpereigene Zellen anzugreifen oder gar zu vernichten. Eine große Zahl von neuen Untersuchungen belegt, daß auch die MS den Autoimmunerkrankungen zugeordnet werden muß, was zwar bislang keinen Hinweis auf die Krankheitsentstehung erbrachte, jedoch auf ihren möglichen Verlauf bzw. ihre therapeutische Zukunft.

2.3 »Experimentelle allergische Encephalomyelitis« – EAE

Bei der sog. akuten wie auch chronischen EAE handelt es sich um eine labortechnisch reproduzierbare Erkrankung von Laborversuchstieren, die dem Krankheitsgeschehen, -verlauf wie auch -substrat der MS sehr nahe kommt. Mit Hilfe insbesondere der chronischen EAE konnten bestimmte immunologische Phänomene nachgestellt, erkannt bzw. aufgeklärt werden. Bis zum heutigen Tag dient diese labormäßig herstellbare Krankheit der weiteren Erforschung der Multiplen Sklerose.

Merksätze für MS-Patienten aus Kapitel 2.

-

- **Eine MS-Erkrankung kann ohne »virale Komponente« nicht entstehen (s. auch 6.1).**
- **Die Diskussion um eine sog. »Slow virus«-Infektion geht weiter.**
- **Eine MS-Erkrankung ist immunologisch hochaktiv, im Sinne einer krankhaft veränderten körpereigenen Immunantwort.**
- **Unter EAE (Experimentelle allergische Encephalomyelitis) verstehen wir ein reproduzierbares labortechnisches Tiermodell mit Nachahmung der MS und zur Erforschung der Erkrankung und ihrer multifaktoriellen Zusammenhänge.**

3. Vom Frühsymptom zur Diagnose

3.1 Klinik der MS

3.1.1 Frühsymptome der MS

Sog. klassische, d. h. MS-spezifische Frühsymptome existieren nicht. So bunt das Gesamtbild, so vielfältig sind auch die Frühsymptome.
Übereinstimmend berichten Patienten von abnormer Ermüdbarkeit, Antriebsschwäche, Kopfschmerzen, Konzentrationsstörungen, Reizbarkeit, Empfindsamkeit. Kurzfristige motorische Störungen, Sensibilitätsausfälle und passagere Sehstörungen (Gesichtsfeldausfälle, Doppelbildsehen, Sehschärfeverlust) liegen an der Spitze der Frühsymptome. Je nach der Lokalisation der Ausfälle können hierbei vom Arzt Rückschlüsse auf den Erkrankungsherd geschlossen werden. Wie bereits erwähnt, liegen die ersten Symptome oft lange Zeit zurück und sind – auch bei intensiver Erhebung der Krankengeschichte – selten exakt festzulegen.

3.1.2 Ausfallserscheinungen bei Krankheitsfortschritt

Die statistisch führenden Symptome sind mit über 80 % Störungen der Sensibilität, Lähmungen und Spastik. Mit bis zu 60 % folgen Veränderungen in Blasen- und Darmfunktionen sowie Sehstörungen. Mit 30 % werden psychische und intellektuelle Probleme beschrieben, prozentual gleich häufig Ausfallserscheinungen der Gesichtsnerven mit entsprechenden Schmerzmustern und Funktionsanomalien.

3.1.3 *Persönliche und soziale Probleme der MS-Patienten*

Die MS birgt in diesem Bereich eine vielfache Tragik. Die Sicherung der Diagnose ist für den Betroffenen mit einem Schockereignis gleichzusetzen. Die Reaktionsmuster reichen von schwerer Depression über Hysterie zu Autoaggressionen, von tiefer Verzweiflung bis zu Umfeldaggression.

Da der Erkrankungsbeginn meist in der Blütezeit des persönlichen wie beruflichen Lebens liegt, wird der Lebenseinschnitt besonders schmerzlich empfunden. Den Erkrankten geht die Lebensperspektive verloren, Resignation ergreift die Betroffenen, oftmals gehen junge Ehen zugrunde, Arbeitsplatzverluste sind die Regel, zu den persönlichen Sorgen treten finanzielle Probleme. Der Weg in eine persönliche wie Umfeldisolation beginnt.

Die Umgebung – zu Beginn meist noch neugierig-mitleidig geprägt – zieht sich von den Erkrankten zurück, um die Probleme des Anderen leichter verdrängen zu können.

3.2 *Diagnose der MS*

3.2.1 *Erhebung der Krankengeschichte*

Die Erhebung der Krankengeschichte sollte bei der MS besonders genau erfolgen. Ihr kommt m. E. für die »Aufarbeitung« der Erkrankung ein hoher Stellenwert zu.

Der Arzt fahndet nach neurologischen Erkrankungen in

der Familie, die persönliche Krankengeschichte vom Kleinkindalter an wird dokumentiert. Hierzu gehören auch noch so belanglos erscheinende Ereignisse von Krankheiten, Unfällen, operativen Eingriffen. Ein exakter Impfstatus mit möglichen Impfkomplikationen wird ebenso erfaßt, wie Auslandsaufenthalte nebst möglichen exotischen Erkrankungen.
Nach allerersten Symptomen und kurzzeitigen Ausfällen – gleich welcher Art – sollte mehrmals – auf unterschiedlichen Fragewegen – geforscht werden.

3.2.2 Die klinische Untersuchung

Hierzu gehören eine eingehende Erhebung des kompletten neurologischen Status. Reflex- und Sensibilitätsprüfungen, Standbild, Gangbild, Schriftprobe, Lagesinn, Erhebung vegetativer Symptome wie Blasenfunktion, Fragen nach Darmstörungen, sexuellen Problemen gehören ebenso zum klinischen Status wie Überprüfungen auf Dysfunktion von Schweißsekretion und Hautveränderungen im Sinne veränderter Durchblutungsgrößen.
Die häufig massiven psychischen Störmuster werden dokumentiert.
Der klinischen Untersuchung schließt sich die augenärztliche an. Diese sollte in regelmäßigen Zeitabschnitten wiederholt werden. Veränderungen des Augenhintergrundes sind übrigens kein Frühsymptom der MS, sondern Zeichen eines bereits länger bestehenden Krankheitsprozesses!

3.2.3 Die stationäre Untersuchung

Ich gebe in dieser Rubrik Untersuchungstechniken an, die heute durchaus auch ambulant, z. B. in neurologischen Fachpraxen, durchgeführt werden. Da die meisten Patienten bei der Diagnosesicherung zunächst hospitalisiert werden, beschreibe ich die Techniken unter »stationäre Untersuchung«.

3.2.3.1 Die labortechnische Untersuchung

Mit Hilfe serologischer Untersuchungen und Liquoruntersuchungen wird die Diagnose MS weiter abgesichert. Da die MS eine immunologisch aktive Erkrankung ist, gelingt es, auch im Serum von MS-Kranken sog. zirkulierende Immunkomplexe nachzuweisen. Bei diesen Immunkomplexen handelt es sich um krankheitsspezifische, immunologisch aktive Körper, die mit körpereigenen Abwehrstrukturen, den sog. Antikörpern, eine feste Verbindung eingegangen sind.
Die Liquoruntersuchung erhielt bereits früh in der Krankheitsgeschichte der MS einen hohen Stellenwert. Mit Verfeinerung medizinischer Techniken werden heute MS-typische immunologische Veränderungen im Liquor dokumentiert.

3.2.3.2 Die evozierten Potentiale

Diese – noch relativ jungen elektrophysiologischen Untersuchungsmethoden gelten als zuverlässige und schnell durchführbare Techniken in der Diagnoseabsicherung der MS.

Dazu gehören:
VEP = visuell evozierte Potentiale
AEP = akustisch evozierte Potentiale
SEP = somatosensibel evozierte Potentiale
Das Prinzip der Untersuchung beruht auf einer visuellen, akustischen und sensiblen Reizung des Patienten, dessen »spezifische neurologische Antwort« graphisch verglichen wird. Hierbei können bereits Läsionen in bestimmten Teilen des Zentralnervensystems aufgedeckt werden, ohne daß der MS-Kranke bereits adäquate Ausfallsmuster bietet. Als prozentuale »Sicherheit« des diagnostischen Wertes evozierter Potentiale gilt für VEP ~ 70%, AEP ~ 50% und SEP ~ 60%.

3.2.3.3 Das Computertomogramm (abgekürzt: CT)

Die Einführung der automatengesteuerten Röntgentechnik verbesserte die Diagnoseabsicherung der MS erheblich. Mit über 50% Diagnosesicherheit gelingt die Darstellung von MS-Herden bei einer Größe von mehr als 7 mm. Trotz dieser Verbesserung können die CT-mäßig gefundenen Veränderungen für sich allein nicht als MS-spezifisch angesehen werden, da eine Reihe anderer Erkrankungen radiologisch ähnliche oder gleiche Muster zeigen.

3.2.3.4 Das sog. Kernspintomogramm (NMR)

Als derzeit modernstes Untersuchungsverfahren hat das NMR die Diagnoseabsicherung für MS auf 95% angehoben. Bereits in frühen Stadien der Erkrankung lassen sich kleinste entzündliche Herde darstellen, oft zu einem

Zeitpunkt, wo entsprechende neurologische Ausfälle bei den untersuchten Patienten fehlen.
Das Hauptproblem der Untersuchungsmethode liegt heute noch in der Tatsache, daß zu wenig Geräte zur Verfügung stehen nebst dem dazugehörenden fachkundigen Personal.

Merksätze für MS-Patienten aus Kapitel 3.

Klinik der MS:

- **Spezifische »Frühsymptome« der MS existieren nicht.**
- **Führend bei neurologischen Ausfällen im Krankheitsfortschritt sind Sensibilitätsstörungen, Lähmungen und Spastik, gefolgt von Blasen-/Darm- und Sehstörungen.**
- **Neben schweren persönlichen Problemen führt die MS-Erkrankung Betroffene häufig in eine Umfeldisolierung.**

Diagnose der MS:

- **Eine exakte Krankengeschichte sollte von jedem Patienten erarbeitet werden.**
- **Neben einer eingehenden neurologischen Untersuchung muß eine MS-Erkrankung durch folgende Techniken abgesichert werden:**
- **Laboruntersuchungen mit Liquordiagnostik**
- **Elektrophysiologisch mit**
  VEP = visuell evozierte Potentiale
  AEP = akustisch evozierte Potentiale
  SEP = somatosensibel evozierte Potentiale
- **Kernspintomogramm (NMR)**
  Mittels der Nuklear-Magnet-Resonanztomographie gelingt eine Diagnosesicherung bis zu 95%.

4. Verlaufsformen der MS – Schweregrad – Prognosen

4.1 Der schubförmige Verlauf

Unter schubförmig ist das plötzliche, rasche und massive Auftreten neurologischer Ausfälle zu verstehen, die alt oder neu sein können. Nach Ablauf eines Schubes bilden sich regelmäßg Teile neurologischer Ausfälle zurück, der Gesamtbefund ist jedoch schlechter geworden. Zwischen einzelnen Schüben liegen symptomfreie Intervalle unterschiedlicher zeitlicher Größe. Ein neuer Schub kann erst als solcher bezeichnet werden, wenn ein symptomfreier Intervall von 4 Wochen zum letzten Schub registriert wird.

Merke: Eine kurzfristige Symptomverschlimmerung ist noch kein Schub!

Der schubförmige Verlauf wird durch die sog. Schubrate charakterisiert. Sie wird errechnet aus der Anzahl der Schübe in einem Jahr.

4.2 Der primär chronisch progrediente Verlauf

Bei dieser Verlaufsform – die häufiger ältere Patienten mit MS-Erkrankungsbeginn betrifft – ist eine stetige Verschlechterung der Krankheitssymptomatik zu verzeichnen. Die Verlaufsform gilt als besonders rasche und bösartige Variante der MS.

4.3 Die Übergangsform

Eine eigenständige Übergangsform existiert nur dahingehend, daß ein Übergang aus schubförmigem in chronisch progredienten Verlauf beschrieben wird. Ein solcher Übergang kann zu jedem Zeitpunkt der Erkrankung eintreten, die Wahrscheinlichkeit wird um so größer, je länger ein schubförmiger Verlauf bestanden hat.

4.4 Einteilung nach Schweregrad

Eine solche Klassifikation erscheint dann sinnvoll, will man eine jährliche Progressionsrate der Erkrankung ermitteln. Kurtzke hat in der sog. Bronx-Skala Funktionsausfälle dokumentiert und mit einem Punktesystem bewertet. Hierbei wird jedes neurologische Symptom bewertet und das additive Ergebnis kennzeichnet den jeweiligen Stand der Erkrankung.

0: Kein krankhafter Befund.
1: Unbedeutende Funktionsabweichungen von der Norm.
2: Leichte Störungen wie leichte Spastik oder leichte Lähmungserscheinungen.
3: Mittelschwere Störungen wie mäßige Ataxie, leichtere Halbseitensymptome.
4: Funktionsausfälle, die noch eine Arbeitsfähigkeit ermöglichen, aber dennoch bereits deutlich behindern.

5: Dauerarbeitsunfähigkeit, Gehstrecke eingeschränkt auf ~ 500 m.
6: Stark eingeschränkte Gehfähigkeit, nur mit div. Gehhilfen möglich.
7: Patient ist an Rollstuhl gebunden, kann diesen aber noch selbst beherrschen.
8: Patient an Bett gebunden, wobei eine Funktion der Arme noch gegeben ist.
9: Patient an Bett gebunden, mit völliger Unfähigkeit der Verrichtung irgendwelcher Dinge.
10: Tod in Folge MS-Erkrankung.

4.5 Prognose der Verlaufsformen

Die Prognose der MS ist von diversen Faktoren abhängig. Einmal muß die Aktivität des Krankheitsprozesses ermittelt werden. Als Anhaltspunkt dient hier die sog. *Jahres-Progressionsrate*, die aus dem Verhältnis von

Schweregrad/Krankheitsdauer

errechnet wird. Der Schweregrad ist aus der *Bronx-Skala* zu ermitteln.
Weiterhin muß beachtet werden, daß mit zunehmender Zahl der Schübe die *Schubdauer* sich verlängert, die Rückbildungstendenz von Funktionsausfällen abnimmt und somit das Gesamtbild sich verschlechtert. Diese Verlaufsform neigt demnach dazu, rasch in eine chronisch progrediente Form, mit entsprechend schlechter Gesamtaussicht, überzugehen.

Somit haben die primär chronische Verlaufsform und die Übergangsform eine ungünstige Prognose. Weitere Umstände – die mit einer schlechten Prognose ausgestattet sind – wurden 1988 von der Uni-Klinik Hamburg als Ergebnis einer retrospektiven Studie mit einem über 10-jährigen Beobachtungszeitraum veröffentlicht. Demnach gelten als besonders ungünstig:

a) *hohes Erkrankungsalter* von MS-Patienten
b) *Motorische* oder *Blasen-/Mastdarmstörungen* bei *Erstauftreten* der Erkrankung
c) *Infektionen vor* dem Auftreten der *ersten* MS-Symptome
d) *kurze Zeitspanne* vom Erkrankungsbeginn bis zum Auftreten bestimmter *motorischer* und *psychischer* Störungen
e) eine bestimmte *laborchemische* Konstellation im Liquor
f) eine *frühe Ausbreitung* von diversen Ausfallsmustern.

Am günstigsten sind schubförmige Verläufe zu betrachten, die lange, schubfreie Intervalle aufzeigen und bei denen überwiegend sensible und visuelle Störungen vorliegen.

Merksätze für MS-Patienten aus Kapitel 4.

- *Verlaufsformen:*
- Schubförmig heißt: Auftreten von akuten Verschlimmerungsmerkmalen mit neurologischen Ausfällen. Nach Abklingen der Akutphase bilden sich neurologische Ausfälle inkomplett zurück.
- Die Schubrate errechnet sich aus der Anzahl der Krankheitsschübe pro Jahr.
- Chronisch progredient heißt: Stetige, schleichende Krankheitsverschlimmerung mit ständiger Zunahme neurologischer Ausfallsmuster.
- Zur Beurteilung der Aktivität des Krankheitsprozesses dient die Jahresprogressionsrate, die aus dem Verhältnis

Schweregrad/Krankheitsdauer

errechnet wird. Der Schweregrad wird aus der Bronx-Skala ermittelt.
- Als für MS-Betroffene besonders ungünstig gelten:
- Hohes Erkrankungsalter.
- Erstsymptome wie motorische und Blasen-/Darmstörungen.
- Infektionen vor Ausbruch der MS.
- Auftreten von motorischen und psychischen Störungen kurz nach Erkrankungsbeginn.
- Bestimmte laborchemische Veränderungen im Liquor.
- Frühzeitige Ausbreitung bestimmter Ausfallsmuster.

5. Therapieformen der MS und ihre Grenzen

5.1 Basistherapieformen

Vorbemerkung:
Die heute allgemein üblichen und verwendeten Therapeutika sind m. E. ein Spiegelbild der mangelhaften Kenntnis um die Ursachen der Krankheit und deren tatsächliche Abläufe auf mikrobiologischer Basis. Die relativ »kleine Gruppe« der MS-Patienten im Vergleich etwa zu den numerischen Problemen des Herzkreislaufsektors oder des rheumatischen Formenkreises, läßt verständlich werden – aber nicht entschuldigen – warum in den letzten 30 Jahren Medizinforschung so wenige Fortschritte bei der MS erzielt wurden. Einer kleinen »Krankheitsaußenseitergruppe« fehlt zudem die »Lobby« und verspricht auch der forschenden pharmazeutischen Industrie kaum, mögliche Investitionen auf mittelfristige Zeitplanung zu kompensieren. Somit waren therapeutische Ansätze und Fortschritte meist »Abfallprodukte« anderer Forschungsaufträge.

5.1.1 Immunsuppressive Therapie

Unter einer »Basistherapie« versteht man regelmäßig, einen Krankheitsprozeß auf irgendeiner definierten Basis ihres jeweiligen Ablaufes erfolgreich zu beeinflussen. Dies setzt voraus, daß solche »Basisabläufe« auch bekannt sind. Da solche Abläufe bei der MS entweder überhaupt nicht oder nur bruchstückhaft bekannt sind,

muß der Begriff »Basistherapie« mit größter Vorsicht und Zurückhaltung beschrieben werden.
In Anlehnung an das Modell der EAE, auf Grund einzelner immunologischer Teilerkenntnisse, werden deshalb heute immunrelevante Therapieformen – bevorzugt in Phasen der Krankheitsverschlimmerung – z. T. über lange Zeiträume eingesetzt.

a) Azathioprin
(Imurek®)

Die Verwendung dieser Substanz liegt – neben der Kortisontherapie – an erster Stelle in der Welt. Mittels Azathioprin wird eine mögliche immunkompetente Antwort des Körpers unterbunden. Es bedarf einer mehrjährigen Therapiezeit, die z. T. mit meines Erachtens nicht zu verantwortenden und auch nicht berechenbaren Nebenwirkungen einhergeht. Zudem gab es bis 1988 keine Arbeit, die tatsächlich sauber belegt hätte, daß ein meßbarer Erfolg zu erzielen ist, was heißen würde – Verlangsamung der Krankheit oder gar Stillstand der Krankheit.
Es war für mich eine große Erleichterung einerseits und Bestätigung eigener Beobachtungen andererseits, als im September 1988 die Ergebnisse einer großen europäischen Multicenter-Studie veröffentlicht wurden, die an 20 englischen und holländischen Kliniken an 354 MS-Patienten über 3 Jahre durchgeführt wurde. Die Studie galt der Überprüfung der therapeutischen Effektivität von Azathioprin bei MS inclusive der verschiedenen Verlaufsformen.
50% der MS-Patienten erhielten täglich 2,5 mg/kg Aza-

thioprin, 50% erhielten Placebos (äußerlich gleichaussehende Tabletten, jedoch ohne Wirkstoffgehalt).
Die Ergebnisse waren für Patienten wie Ärzte ernüchternd. Sämtliche therapeutisch relevanten Aussagen waren im Unterschied zueinander so gering, daß sie – statistisch – als *nicht signifikant* eingestuft werden mußten, d. h. für die Betroffenen schlicht: Die mit Azathioprin behandelte Patientengruppe zeigte keine Vorteile gegenüber der Gruppe von Patienten, die diese Substanz nicht erhielten.
Betrachtet man nun nüchtern die Nebenwirkungen von Azathioprin wie Blutbildveränderungen, lebergiftende Wirkung, Magen-Darm-Störungen bis hin zum Risiko der Krebsinduktion (Krebserzeugung), bedarf es wohl kaum einer weiteren Erörterung, was mit einer weiteren Verwendung dieser Substanz bei MS zu geschehen hat! –

b) Cyclophosphamid (Endoxan®)

Bevorzugt bei Krebserkrankungen eingesetzt, geistert diese Substanz bis heute in den Therapieformen deutscher Kliniken herum. Obwohl keine klinische Arbeit den tatsächlichen Nutzen bei MS eindeutig belegt hätte, zahlen Krankenkassen die Therapie, und MS-Patienten mit Nebenwirkungen. Neben Haarausfall, blutenden Blasen-/Nierenerkrankungen, Knochenmarksschädigungen, Rückbildung von Gonaden ist Krebserzeugung bei diesem Präparat bekannt.
Für mich sollte auf den Einsatz dieses Präparates bei MS verzichtet werden. MS-Patienten, denen diese Therapie

empfohlen wird, sollten Cyclophosphamid strikt ablehnen! –

c) Antilymphozytenserum

Hierunter versteht man eine Immunsuppression mit Antilymphozytenglobulin (Eiweißkörper der IgG-Fraktion), das in der Lage ist, bestimmte Entzündungszellen am Ort eines entzündlichen Geschehens zu zerstören.
Die Verwendung dieser Substanzen zeigte beachtliche Anfangserfolge – insbesondere bei den schubförmigen Verläufen – jedoch bislang keine überzeugenden Langzeiterfolge.

d) Kortikosteroide

Allgemein als »Kortison« bei Patienten bekannt, gefürchtet, ja sogar verteufelt!
Obwohl die »Menge« möglicher Nebenwirkungen als außerordentlich groß und vielfältig zu bezeichnen ist, sollte m. E. doch differenziert werden. Bei Anwendung von Kortikoiden nach dem Stand heutiger Erkenntnisse sind Nebenwirkungen vermeidbar, ja sogar auszuschließen.
Kortikoide wirken als »Hemmer mesenchymaler Reaktionen«, d. h. sie sind in der Lage, entzündliche Reaktionen in bestimmten geweblichen Formationen des menschlichen Organismus zu unterdrücken. Diese Fähigkeit hat gerade beim MS-Erkrankten große Bedeutung. Es gilt als erwiesen, daß in Fällen von Schüben bzw. akuten Verschlimmerungen der MS mit *Kortison* kurzfristige, dramatische Besserungen zu erzielen sind. Hierbei spielen die *Art* der verwendeten Substanzen, die Höhe der *Dosierung* und die *Zeitdauer* der Kortisongabe

eine besondere Rolle. Ich verweise den Leser an dieser Stelle auf Abschnitt 8.3 des vorliegenden Reports und Ausführungen über »Entzündungshemmung«.

5.1.2 Immunstimulation

Hierunter ist ein Therapieprinzip zu verstehen, mit Hilfe bestimmter Präparate die körpereigene Reaktionsfähigkeit gegenüber krankmachenden Substraten zu verbessern.

a) Interferon

Als Interferon erstmals durch die Fachpresse wie auch Laienpresse »geisterte«, versprach man sich für die Zukunft die Heilung aller bislang als nicht heilbar geltenden Erkrankungen. Die Euphorie wich alsbald der nüchternen Betrachtung auf das tatsächlich Machbare. Bestimmte viral bedingte Erkrankungen können mit einem differenzierten Interferontyp angegangen werden, ein dauerhafter Erfolg bei MS blieb jedoch bis heute aus. Zwar ist beim MS-Patienten eine verminderte Interferonproduktion bekannt, jedoch konnte mit einer Substitution der Substanz nur vereinzelt – im schubförmigen Verlauf – eine Verlangsamung der Schubrate erzielt werden.

b) Levamisol

Besitzt eindeutig positive Eigenschaften in der Verbesserung immunologisch aktiver Reaktionsabläufe beim Menschen, jedoch keinen Einfluß auf den Verlauf der verschiedenen MS-Muster.

5.2 Symptombezogene Therapie

Hierunter sind alle physikalischen, chemischen, physiotherapeutischen und psychologischen Therapiemuster zu verstehen, die bei MS-Patienten angewendet werden zur Verbesserung bestimmter gestörter Funktionssysteme.
Dies beginnt mit einer Bewegungstherapie auf neurophysiologischer Basis zur Verbesserung der Spastik wie der Paresen, Koordinationsstörungen, verminderte motorische Leistung sind ein dankbares Feld für Therapeuten, die sich den speziellen Problemen und Ausfallsmustern von MS-Kranken angenommen haben.
Hierbei gelingt es häufig, in hartem Training und großer Selbstdisziplin, über lange Zeit Bewegungsfähigkeit und Körperfunktionen bei Patienten zu erhalten.
Eine vorsichtige, umsichtige psychologische Führung der Patienten, sowohl durch Therapeuten wie Familienangehörige, verbessert die Integration des Patienten in seine Krankheit und die Bereitschaft, mit der Krankheit leben zu lernen. –
Bei Fortschreiten der MS treten häufig Störungen im Blasenbereich, Darmbereich und der sexuellen Funktionen auf. Hier können bestimmte Arzneien Erleichterung bringen, aber bislang eben keine dauerhafte Verbesserung. Es bedarf der umfassenden Aufklärung des Patienten und der Ehrlichkeit des Therapeuten. Der durchschnittliche MS-Patient ist meiner Erfahrung nach regelmäßig überdurchschnittlich intelligent, über die Eigenart der Erkrankung recht gut informiert und verkraftet die Wahrheit durch Einsicht.

5.3 Ernährung bei MS

Hier liegt bislang ein großes Brachland. Fixiert auf Chemie und Physik, Physiologie und Pathophysiologie ernten Befürworter einer modifizierten Ernährung bei Wissenschaftlern regelmäßig nur ein müdes Lächeln und Abwinken mit der Hand. Hinzu kommen eine große Unsicherheit im positiven Wissen von Stoffwechsel und Ernährung bei diversen Formen immunologischer Erkrankungen. So gelten Befürworter einer natürlichen Ernährung, die dem »Krankheitsinhalt« anzupassen ist, noch immer als Exoten und Außenseiter. Wertvolle Schrittmacherdienste auf dem m. E. richtigen Weg leistete hier vor allem der Begründer der *Eversdiät* und Betreiber einer gleichnamigen *MS-Fachklinik* am Sorpesee.

Daß Ernährung – insbesondere unter den problematischen Umweltbedingungen unserer Zeit – von größter Bedeutung ist, hat sich im Bereich der Herzkreislauferkrankungen zwischenzeitlich durchgesetzt. Die Gründung sog. »alternativer Medizinischer« Zentren an Uni-Kliniken – wie z. B. in jüngster Zeit in München vollzogen – zeigt die zunehmende Verunsicherung der Schulmedizin und deren dogmatischen »chemischen« Zukunftsglauben. Bislang hielt die *Natur* noch stets für jedes Mittel ein Gegenmittel bereit, letzteres zu finden sollte eigentlich zur vornehmsten Aufgabe der Wissenschaft werden. Eine Einsicht in diese Notwendigkeit wäre der Durchbruch zur Erkenntnis einer Lebensweise *mit* der Natur, *durch* die Natur und *für* die Natur.

5.4 Die MS-Selbsthilfegruppen

Der Begriff »Selbsthilfegruppe« ist – interpretativ – stets ein Aufschrei der Verzweiflung und ein Schlag ins soziale Gesicht einer Lebensgemeinschaft – eines Volkes. Wenn in einer Volksgemeinschaft, deren Attribute »Chancengleichheit, Rechtsgleichheit und soziale Gleichstellung« in vorderster Front stehen, Gruppenbildungen zur Selbsthilfe von krankheitshalber in Not Geratenen erforderlich sind, muß das System selbst und in sich mit schweren – auch ethischen Problemen – ringen! So wie in anderen medizinischen Außenseiterbereichen entstanden auch im Bereich der MS landesweite aktive Selbsthilfegruppen.

Hier ist einmal – die durch öffentliche Mittel geförderte DMSG zu nennen (Deutsche Multiple Sklerose Gesellschaft) – mit Sitz ihrer Dachorganisation in München, zum anderen die bundesweit und über die Grenzen der BRD hinaus tätige MSK e.V. (Initiative Selbsthilfegruppen Multiple Sklerose Kranker) mit Sitz in 6803 Edingen 1, die ohne öffentliche Unterstützung mithin aus eigener Kraft für MS-Patienten tätig ist.

Rückhalt, Geborgenheit, Erfahrungsaustausch sowie tätige Hilfe an Mitbetroffenen sind Drehpunkte der Gruppenarbeit ebenso wie Hilfestellungen im Bereich der Umfeldproblematik von MS-Betroffenen.

Ich darf ein herzliches Dankeschön sagen – sicher auch im Namen vieler tausend Patienten – für die segensreiche und vielgestaltige Arbeit dieser Gruppen.

Merksätze für MS-Patienten aus Kapitel 5.

- ***Immunsuppressive Therapie:***
  Einsatz von *zytostatischen = zellwachstumshemmenden Substanzen* wie Azathioprin (Imurek®), Cyclophosphamid (Endoxan®) - im Sinne einer Langzeittherapie.
  Anmerkung des Autors: Da der Beweis einer Wirkung bislang nicht erbracht wurde, sollten diese Substanzen gemieden werden!
  ***Kortisonpräparate:* Dienen vor allem dem Einsatz bei akuter Verschlimmerung. Sind - bei entsprechender Auswahl, Dosierungshöhe und Applikationsdauer - gut geeignet, den Akutverlauf - zeitverkürzend - zu stoppen.**
- ***Immunstimulierende Therapie:***
  Derzeit kein Präparat geeignet, auf Dauer einen Erfolg bei der MS zu erbringen. Auch Interferon blieb der Dauer-Erfolg versagt.
- ***Physikalische Therapie:***
  Bewegungstherapie auf neurophysiologischer Basis - konsequent erlernt, trainiert und befolgt ist in der Lage, lange Zeit Bewegungsfähigkeit und Funktionalität zu erhalten.
- ***MS-Selbsthilfegruppen:***
  Bundesweite Organisationen der DMSG und der MSK leisten im Rahmen ihrer Möglichkeiten große Hilfe und bieten MS-Betroffenen Unterstützung und Geborgenheit. Ein Anschluß Betroffener an diese Gruppen ist sehr zu empfehlen!

Teil II

»Neue Wege«

6. Auf alternativen Wegen zu neuen Erkenntnissen

6.1 Aktuelle Erkenntnisse zum Wesen der Erkrankung

Im Januar 1989 tickten es die Fernschreiber um die Welt – für Deutschland die dpa. US-Forscher des Wistar-Institutes in Philadelphia glauben, das »gejagte« MS-Virus gefunden zu haben. Das als HTLV-1 benannte Virus gehöre im übrigen zur gleichen Familie wie das HIV-Virus, das die Immunschwäche AIDS auslöst.

Die m. E. an Geschmacklosigkeit grenzende Meldung, typischerweise von der Presse gierig aufgenommen und rasch weltweit verbreitet, erntete bei den von mir betreuten Patienten ungläubiges Kopfschütteln. Es hat der von Schicksal und Krankheit gebeutelten Patientengruppe gerade noch gefehlt, in den Augen einer ohnehin schon gleichgültigen Umwelt auch noch in einen Topf mit AIDS gesteckt zu werden. Solche Meldungen sollten, wenn schon international verbreitet, wenigstens mit Erläuterungen versehen werden. Derartige aufgemachte Pressemeldungen dienen weder dem Verständnis der Erkrankung noch der Betroffenen, sind aber gut geeig-

net, bereits vorhandene Isolierungsmechanismen zu verstärken.
Wohltuend heben sich dagegen Mühen deutscher Forschungsgruppen ab, die wirklich neue Kenntnisse vermitteln – wie etwa solcher aus den Kliniken von Würzburg, München, Ulm – hier schweigt die Laienpresse, werden keine Zeilen auf den ersten Seiten reserviert. Man täte gut daran – besonders im Interesse der MS-Patienten – die Sensationslust einzuschränken und objektiven Daten Platz zu schaffen, die einem besseren Verständnis der Erkrankung und der Betroffenen dienen.
Nach Sichtung und »Zusammensetzung« der aktuellen Wissensmosaiksteine muß – bezüglich der Grundlagenerkenntnisse der MS – von folgenden Tatsachen ausgegangen werden:
Die MS ist eine chronische Erkrankung mit genetischer Information. Die hervorragenden Zwillingsforschungsarbeiten kanadischer Kliniken belegen dies unzweifelhaft. Über die Penetrationsstärke der *genetischen Disposition* kann noch keine definitive Antwort gegeben werden.
Zur Krankheitsauslösung bedarf es eines äußeren Anstoßes – etwa einer Virusinfektion.
Daß es sich hierbei um ein tatsächlich isolierbares Virus handelt, das spezifisch nur MS induzieren bzw. auslösen kann, halte ich für eher unwahrscheinlich. Dies würde letztendlich bedeuten, daß die MS – im weitesten Sinne – zu den Infektionskrankheiten zählt, demnach irgendein Übertragungsmechanismus existieren muß, was bislang in keinem Falle nachgewiesen ist, ja noch

nicht einmal vermutet wurde. Die Hinweise auf ein virales Geschehen können als gesichert angesehen werden, wobei ein »Slow virus-Geschehen« bzw. eine Virusmutation diskutiert werden muß.

Es ist Stand der Wissenschaft, daß eine Vielzahl von Viren, denen der Mensch im Leben begegnet, durch das körpereigene Abwehrsystem inaktiviert wird, d. h. der Erreger wird nicht zerstört, sondern in seinen speziellen krankmachenden Eigenschaften gehemmt.

Nach unserem heutigen Wissen benutzen viele inaktivierte Viren die Strukturen des ZNS (Zentralnervensystems) als »Überwinterungsort«, d. h. verwenden diese menschliche Gewebsstrukturen als Wirtsorgan. Während der Überwinterungszeit verändern solche Viren häufig ihre spezifischen Strukturen, passen sich an – im Sinne einer Mutation, so daß ihre Antigeneigenschaften sich verändern. Diese Veränderungen erklären die möglichen differenten klinischen Erscheinungsbilder im Falle eines Krankheitsausbruches.

Ein bekanntes, gut aufgeklärtes Beispiel, welches dem besseren Verständnis der geschilderten Vorgänge dient, ist das Janusbild des Windpockenvirus.

Mit nahezu 100%iger Durchseuchungsrate treten im Kindesalter die bekannten, mit typischem klinischem Bild einhergehenden Windpockenepidemien auf. Nach Abklingen der Erkrankung behält der Patient eine lebenslange Immunität, d. h. eine erneute Erkrankung ist nicht mehr möglich, da das Abwehrsystem des Körpers diese Krankheit »gespeichert« hat und im Falle einer erneuten Konfrontation mit dem Erreger sofort in der

Lage ist, auf Grund der gespeicherten spezifischen Abwehrmatrix sofort Substanzen zur Verfügung zu stellen, welche die typischen krankmachenden, viralen Eigenschaften inaktivieren. – Auch das Windpockenvirus »überwintert« und ändert im Laufe seines wie des Patienten Lebens Struktureigenschaften und somit sein äußeres Gesicht. –

Treten nun im Ablauf des Lebens des ehemaligen Windpockenpatienten Veränderungen in dessen Abwehrsystem ein – etwa durch andere Erkrankungen bis hin zu konsumierenden, etwa Tumorerkrankungen, kann das »ehemalige Windpockenvirus« reaktiviert werden und den Virusträger erneut krank machen. Hierbei ändert sich die äußere Erscheinung der Krankheit dahingehend, daß nunmehr nicht das klinische Bild der Windpocken auftritt, sondern das eines Zoster, der sog. »Gürtelrose«. Hierbei ist eines interessant: Ein bislang Gesunder kann sich an einer Gürtelrose nicht dahingehend »anstecken«, daß auch er an der »Gürtelrose« erkrankt, er wird dennoch infiziert und erkrankt unter dem Bild einer Windpockeninfektion, somit der »viralen Erstpassage« des Erregers durch den Körper. – Umgekehrt kann ein Gesunder sich bei einem Windpocken-Patienten nur mit Windpocken infizieren und wird nicht *primär* an der Gürtelrose erkranken.

Dieses Beispiel soll gleichnishaft den viralen Variantenreichtum verdeutlichen, der im menschlichen Immunsystem möglich ist.

Mit der genetischen Information zur MS und der Infektion mit viraler Identitätsveränderung sind danach die

Voraussetzungen erfüllt, einen immunologisch ausgesprochen aktiven Prozeß in Gang zu setzen. Die Nachweise für dieses brisante Geschehen sind zahlreich und nicht mehr zu bestreiten. Viele Autoren sind der Meinung, die virale Komponente alleine reiche aus, der MS zum Ausbruch zu verhelfen. Ich halte diese Theorie für falsch und zudem auch unlogisch.

Meine Begründung:
Wir wissen von vielen – auch ganz aktuellen viralen Krankheiten – daß es eine Vielzahl von Krankheitsträgern gibt, die im medizinischen Nachweissystem zwar positiv sind, aber durchaus das klinisch manifeste Bild nicht bieten, ja sogar wieder nachweisnegativ werden können.
Ähnliches gilt m. E. auch für die MS und kann an Hand der Ergebnisse der kanadischen Zwillingsforschung nachvollzogen werden. Zur genetischen Disposition – der viralen Voraussetzung – gehört eine dritte Prämisse, ein »Krankheitsaktivator«, um aus der ruhenden MS das aktive, lebenszerstörende Bild zu formen. Ein solcher MS-Aktivator kann z. B. eine immunschwächende Zweitviruserkrankung sein, eine Tumorerkrankung, schwere körperliche Traumen, langdauernde psychische Streß-Situation, selbst Umwelteinflüsse physikalischer und chemischer Natur sind in der Lage, als Aktivatoren zu fungieren. Dies gilt m. E. nicht nur für den Primärstart der Krankheit, sondern im späteren Verlauf auch für Zeiten des Krankheitsfortschrittes, worauf ich später noch näher eingehen werde.

6.1.1 Der Entzündungsvorgang im Beginn und Fortschritt der MS

Die MS zeigt – weder im Beginn noch späteren Verlauf – feste Gesetzmäßigkeiten bezüglich Lokalisation und Ausbreitung. In 100 Fällen kann der Beginn an 100 unterschiedlichen Stellen im ZNS liegen. Allen differenten Ausbruchsorten ist jedoch eines gemeinsam:

Ausgangspunkte sind stets perivenoläre Bezirke der BHS (Bluthirnschranke)! Unter Venolen sind die kleinsten venösen Entstrombahngebiete zu verstehen, die regelmäßig sauerstoffarmes und schlackstoffreiches Blut abtransportieren. Die Aufnahme dieser Stoffwechselsubstanzen erfolgt stets durch Diffusion. Dieser Transportmechanismus bedarf einer näheren Betrachtung:

Eine Diffusion ist nur möglich, wenn zwei Orte unterschiedlich hoher Konzentration bestimmter Stoffe vorhanden sind. Hierbei diffundieren = wandern Stoffe vom Ort mit hoher Konzentration stets zum Ort niedriger Konzentration. Voraussetzung für diese Art des Stoffaustausches oder besser Stoffausgleiches ist ein intaktes chemisches Medium, welches die Stoffwanderungen ermöglicht. Dies gilt für beide Arten von Endstrombahnen, den arteriellen Versorgungs- und venösen Entsorgungsbahnen.

Aus der menschlichen Entwicklungsgeschichte wissen wir, daß das Gefäßsystem – wie eine Reihe von Blutzellen – insbesondere immunkompetente Blutzellen – vom *mittleren Keimblatt* des Menschen abstammen, dem sog. *Mesenchym* oder *Mesoderm*, d. h. reine Bindegewebsstrukturen sind und somit den Gesetzmäßigkeiten von

Bindegeweben unterliegen, der sicherlich größten Organeinheit des Menschen.
Zu Bindegeweben zählen u. a.: Das Knochengerüst, Gelenke mit Gelenkknorpeln, Gelenkflüssigkeit, Gelenkkapseln, Sehnen, Bänder, Muskelhüllen, Hohlorgansysteme wie Magen-Darmtrakt (ohne Muskulatur), Gefäßsysteme des Menschen (wiederum ohne Muskulatur), die Haut des Menschen mit Hautanhangsorganen, die Organhüllen innerer Organe, die diesen die Formkonstanz verleihen; die Lunge des Menschen mit ihrer Elastizität kann nur atmen, weil sie aus elastischem Bindegewebe besteht, die ableitenden Harnsysteme wie Harnleiter, Blase und Harnröhre bestehen aus Bindegewebe, die Formkonstanz des Auges und Sehfähigkeit des Menschen beruht auf einer speziellen Bindegewebsstruktur. Die vorab aufgeführten und absolut unvollständigen Beispiele machen den Lesern klar, warum ich von der größten Organeinheit des Menschen sprechen kann. Jeder aber weiß, daß all diese Strukturen mit Nährstoffen und Sauerstoff versorgt und ebenso von Schlackstoffen entsorgt werden müssen. Dies geschieht nun nicht auf dem Wege einer direkten Durchblutung, sondern über die vorbenannte Diffusion. Das jeweils versorgende arterielle System des Menschen endet mit dem Endstrombahngebiet kleinster Arterien, den sog. Arteriolen, von denen per Diffusion die Zellen des Bindegewebes versorgt werden und nach Ablauf der Stoffwechsel in den Bindegwebszellen sammelt das Endstrombahngebiet der Venen, die sog. Venolen – per Diffusion – die Stoffwechselprodukte wieder ein.

Modell zur Erläuterung der »Diffusion«

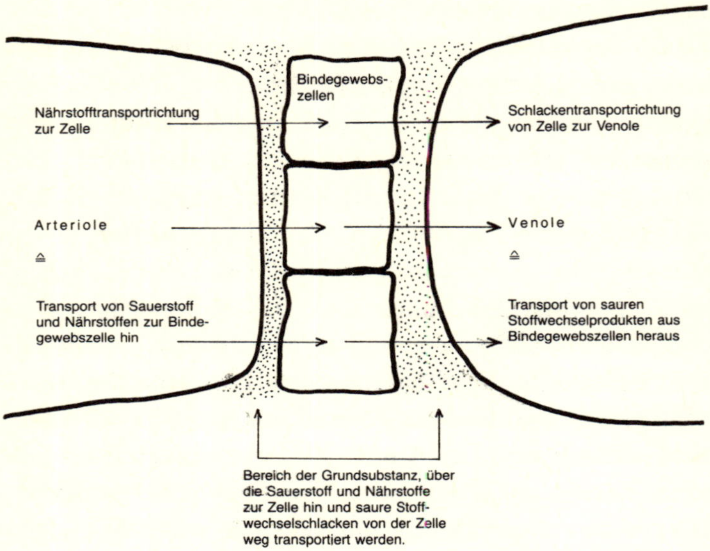

Dieser Stoffaustausch ist an eine bestimmte, chemisch intakte und definierte Transportstrecke gebunden, die sog. menschliche *Grundsubstanz,* dem dritten und m. E. wichtigsten Teil des Bindegewebes.
Bindegewebe besteht – wie Vorbeschriebenem zu entnehmen ist – aus 3 Grundbausteinen:

1. Faserelementen
wie elastischen (z. B. Lunge, Haut), kollagenen (z. B. Knorpelflächen) und netzförmigen (z. B. Knochen, Gefäßen).

2. Zellelementen
wie Blut- und Gefäßwandzellen, Makrophagen (immunaktiven Zellen), Fibroblasten (produzieren z. B. Grundsubstanz).

3. Grundsubstanz.
welche zu ~ 30% aus Glucoproteiden und zu ~ 70% aus Glucosaminoglykanen besteht.

Nur die absolut chemische Intaktheit dieser Grundsubstanz in ihrer Zusammensetzung garantiert einen reibungslosen Stoffaustausch. Je jünger diese Substanz ist, umso energiereicher ist sie, im Alterungsprozeß gehen energetische Substanzen verloren und werden durch minderwertige ersetzt, was einmal den Alterungsprozeß erklärt, zum anderen verdeutlicht, daß bei Verminderung der Diffusionskapazität im Grundsubstanzbereich Bindegewebszellen schlechter versorgt und vermindert entsorgt werden, was naturgemäß die vielfachen Erkrankungsmöglichkeiten von Bindegeweben im Alter erklärt, wie etwa Arthrosen von Gelenken oder degenerative Wirbelsäulenerkrankungen, um zwei bekannte Krankheitsbilder zu nennen.

Blenden wir nun zurück zur MS.
Wie beschrieben liegt der Beginn der MS-Erkrankungen perivenolär, d. h. jweils um die kleinsten Gefäße des venösen Systems im Gehirn, wobei die feinstgewebliche Struktur dieser Venolen noch eine zusätzliche Eigenart aufweist, die sie von normalen Venolen des Körpers unterscheidet – die sog. BHS-Funktion (Blut-Hirn-Schranken-Funktion).
Diese bewirkt, daß nicht alle Substanzen, die der Mensch z. B. aufnimmt, über das Endstrombahngebiet ins menschliche Gehirn gelangen können. Der feingewebliche Bau ist vielmehr so geschaffen, daß Substanzen bestimmter Größe, schädliche Substanzen, selbst körpereigene Blutzellen diese Barriere nicht durchdringen können.
Diese Schutzfunktion geht im Krankheitsfalle oft verloren, auch insbesondere bei der MS. Tintenklecksartig breiten sich die Entzündungsherde um die Venolen aus, ungeordnet und unregelmäßig, wobei auch benachbarte Herde ineinander zerfließen können. Das Auftreten von bestimmten »Entzündungszellen« wie Lymphozyten und Makrophagen, die bei intakter BHS in Gehirnstrukturen nicht vorkommen, sind Zeichen einer lädierten BHS und erklären die Schwere des entzündlichen Prozesses einerseits und belegen den Begriff: Primär entzündliche Erkrankung für MS – andererseits.

Parallel geht eine ausgeprägte Störung in biochemischer Zusammensetzung der Grundsubstanz einher, mit verminderter Fähigkeit der Diffusion, was zusätzlich entzündlich veränderte Regionen dadurch belastet, daß eine *verminderte Versorgung* mit lebensnotwendigem Sauerstoff und Nährstoffen resultiert, neben einer *eingeschränkten Entsorgung* von sauren Stoffwechselprodukten. Die Anhäufung saurer Stoffwechselprodukte wirkt in entzündeten Gebieten kumulativ, da eine wichtige Entzündungseigenschaft eh schon die Verschiebung des geweblichen pH-Wertes in Richtung »sauer« ist.
Dies gilt für jegliche Form von Entzündung, sei sie akut und erstmalig – sich wiederholend oder gar von chronischem Verlauf.

6.1.2 Zelluläre Entzündungsmechanismen

Das vorbeschriebene Modell der EAE läßt einen guten Vergleich zu mit der frühen encephalitischen Phase der MS im Entzündungsgeschehen. Bestimmte Formen aktiver und gleichzeitig aggressiver Entzündungszellen – wissenschaftlich T-Lymphozyten genannt – können im Entzündungsfall die Blut-Hirn-Schranke (BHS) durchbrechen. Sie geben – im jeweiligen Entzündungsfeld angekommen – aggressive chemische Substrate frei, welche die BHS für weitere Blutzellen passierbar machen. Auf diesem Wege gelangen Lymphozyten, Plasmazellen, Makrophagen, Monocyten in Entzündungsgebiete der jeweils betroffenen Gehirnbezirke und tragen ihrerseits zum Fortgang der Entzündung bei, was schließlich zu einem lawinenartigen Prozeß wird und mit erklärt,

warum ein Schub im Ablauf der MS häufig so rasch und dramatisch abläuft.
Die englischen Neurologen Mc Donald und D. Barnes konnten 1989 – mit Hilfe eines hochempfindlichen Kontrastmittels – kernspintomographisch darstellen, daß der entzündliche Prozeß im Fortschritt der MS tatsächlich vom Gefäßsystem in den Bereich des ZNS vorgetragen wird. Der bewiesene, örtliche »Zusammenbruch« der Bluthirnschranke – im Sinne eines »Leckwerdens« der Endstrombahngefäße – mit der daraus folgenden Gehirnsubstanzzerstörenden Entzündungslawine, schließt somit eine der letzten Lücken meiner Theorie zum Krankheitsfortschritt der MS.

6.1.3 Die biologischen Membranen

Menschliches Leben ist zelluläres Leben. Allen Zellen ist ein geordneter, systematischer Aufbau gemeinsam. Hierzu zählt, daß Zellen über ein System sog. biologischer Membranen verfügen. Diese Membranen dienen dem lebensnotwendigen Stoffaustausch von Substraten, wie dem Schutz der Zellen vor krankmachenden oder toxischen Substanzen.
Hierbei zeigt der biochemische Aufbau der meisten biologischen Membranen eine große Ähnlichkeit. Eine doppelreihige, lamellenartige Struktur – vorwiegend aus bestimmten Lipiden aufgebaut – umhüllt diverse Membraneiweißstrukturen. Membranfestigkeit und Elastizität bestimmen die jeweils verwendeten Fettsäuren, die im Membranlipidanteil »verbaut« wurden. Hierbei spielen hochungesättigte Fettsäuren pflanzlichen Ur-

sprungs (sog. Omega-6-Fettsäuren) eine besondere Rolle.
Regelmäßig kommt der Linolsäure – in geringerem Umfang auch der Linolensäure – eine besondere Bedeutung im Membranaufbau zu. Beide pflanzlichen Omega-6-Fettsäuren sind für den Menschen essentiell, d. h. vom Körper nicht produzierbar und müssen demnach mit der Nahrung zugeführt werden.

Modell einer biologischen Membran (Ausschnitt)

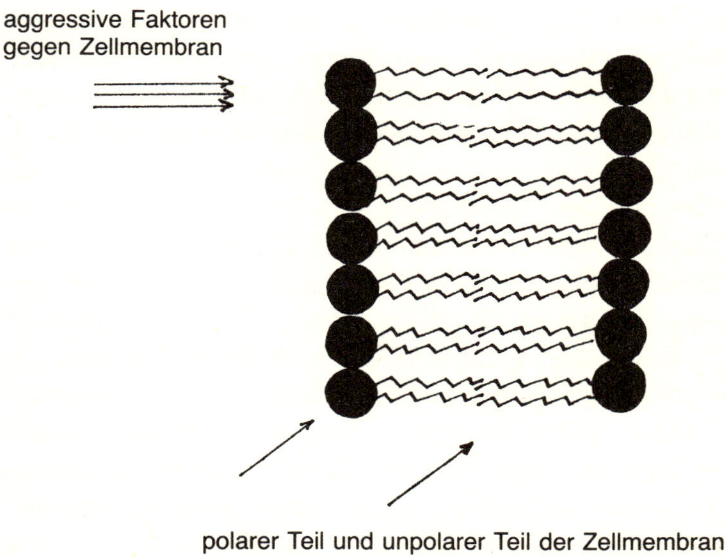

Im Vergleich mit den o. g. »normalen« biologischen Membranen zeigt das Myelin einige Besonderheiten. Jene Strukturen sind im Krankheitsfalle der MS die Leidtragenden, denn ihre Zerstörung führt letztlich zum Zusammenbruch der Hülle, welche die intakte Nervenleitung gewährleistet bzw. ist die Ursache für die klinischen Ausfallsmuster, welche MS-spezifisch sind. Die Myelinmembran ist wesentlich lipidreicher, ausgestattet mit bestimmten Lipidsonderformen und unterscheidet sich erheblich in der Zusammensetzung der Membraneiweiße. Die unterschiedliche Molekularstruktur bedingt die wesentliche bessere Membranstabilität, wobei die vorbenannten hochungesättigten Fettsäuren für den regulären Membranaufbau von großer Bedeutung sind. Untersuchungen bei MS-Patienten haben gezeigt, daß besonders die *Linolsäure* erheblich vermindert vorkommt. Dies konnte nicht nur im Serum der Patienten, sondern auch in biologischen Membranen von z. B. Erythrocyten und Thrombocyten nachgewiesen werden.

Anmerkung:
Die Erkenntnis verminderter Linolsäuregehalte hat dazu geführt, daß viele Patienten diesen Mangel auszugleichen suchten, durch Einnahme hochprozentig-Linolsäure-reicher Öle. Eine Maßnahme, die wissenschaftlich nicht mehr haltbar ist und – nach aktuellem Erkenntnisstand – die MS-Erkrankung negativ beeinflussen muß. Interessanterweise zeigen Untersuchungen von Patienten, die an anderen chronisch entzündlichen Erkrankungen leiden und mit MS nichts gemeinsam haben, den

oben beschriebenen Mangel an eben dieser Linolsäure. (Ich verweise den Leser an dieser Stelle auf die Kapitel 8.2; 10.1 und 10.2.)

6.1.4 Die Entzündungsmediatoren

Die neuen Kenntnisse von den Wirkweisen und Synthesegängen sog. Entzündungsmediatoren – sowohl im akuten wie chronischen Geschehen entzündlicher Erkrankungen – eröffneten Patienten wie Therapeuten neue, erfolgversprechende Therapiewege.
Die maßgeblichen Grundlagenforschungen stammen aus dem Bereich der Erkrankungen des rheumatischen Formenkreises. Hier wurden erstmals Substanzen entwikkelt und eingesetzt, die mittels Hemmung bestimmter Entzündungsmediatoren den Entzündungsprozeß in Bindegeweben unterdrücken konnten.

Definition von Entzündungsmediatoren:
Entzündungsmediatoren sind klar definierte und strukturierte chemische Substanzen. Sie werden – im Entzündungsfalle – von bestimmten körpereigenen Strukturen gebildet. Sie tragen Verantwortung für Aktivität, Aggressivität und Ausmaß eines entzündlichen Geschehens. Je heftiger eine Entzündung abläuft, um so stärker war die »entzündungsvermittelnde Aktivität« der Mediatoren.
Die Wissenschaft der Entzündungsmediatoren ist eng verknüpft mit der Lehre der hochungesättigten Fettsäuren. Dies ergibt sich aus dem Biosyntheseweg, d. h. ihrem Entstehungsweg.

Die wichtigsten Vertreter jener Entzündungsmediatoren sind die sog. *Prostaglandine* und *Leukotriene*. Hierbei existieren verschiedene Gruppen von Mediatoren mit völlig unterschiedlichen Eigenschaften.

a) Prostaglandine

(Abkürzung z. B. PGE_1, PGE_2, PGE_3)

PGE_1 → wirkt stark entzündungs*hemmend*

PGE_2 → stark entzündungs*fördernd*; fördert die Gefäßdurchlässigkeit im Entzündungsgebiet; wirkt temperatursteigernd (Fieber!); fördert den Schmerz im Erkrankungsgebiet; fördert die Ödembildung (Schwellung) im Entzündungsfeld.

PGE_3 → wirkt nur *schwach* entzündungsfördernd.

b) Leukotriene

(Abkürzung LTB – LTC – LTD usw.)

Hier existieren mehrere Reihen mit unterschiedlichen Wirkungen und Funktionen.

Die Bildung der Leukotrien B- und C-Reihe erfolgt aus der Vorstufe der A-Reihe. Hierbei kommen den Leukotrienen der Tetraenreihe (LTB_4 usw.) besondere Bedeutung im Entzündungsprozeß zu.

LTB_4 → wirkt schmerzfördernd, wirkt chemotaktisch = »Anlocken« von entzündungsfördernden Zellen in das Entzündungsgebiet.

LTC_4 → bewirkt eine vermehrte Gefäßdurch-
LTD_4 → lässigkeit im Entzündungsfeld (Ödem =
LTE_4 → Schwellung).

Hingegen wirken die Leukotriene der Pentaenreihe (z. B. LTB_5, LTC_5) nur ausgesprochen *schwach* entzündungsfördernd und praktisch nicht chemotaktisch!
Bildungsorte der Entzündungsmediatoren:

Prostaglandine, z. B. PGE_2, werden gebildet in und von:
Gefäßwänden glatter Muskelzellen
Monocyten
Makrophagen

Leukotriene z. B. LTB_4-Reihe werden gebildet in und von:

Mastzellen

Unterfraktion von weißen Blutkörperchen { neutrophilen Granulocyten, eosinophilen Granulocyten

Wie bereits erwähnt, ist eine Bildungsfähigkeit dieser Entzündungsmediatoren eng verknüpft mit der Biochemie der hochungesättigten Fettsäuren.
Zentrale Rolle als biosynthetische Vorstufe aller Entzündungsmediatoren ist die Arachidonsäure. Diese Arachidonsäure ist eine hochungesättigte Fettsäure – wird vom tierischen wie menschlichen Organismus aus der essentiellen *Linolsäure* gebildet und wird in Lipide biologischer Membranen eingebaut. Aus diesen Membranlipiden wird sie – im Entzündungsfalle – enzymatisch freigesetzt und dient sodann der *Bildung* vorbeschriebener aggressiver Entzündungsmediatoren! – Die zentrale Stellung dieser Fettsäure wird auch dadurch – bildhaft – klar, daß man aus chemischer Sicht von der sogenannten »Arachidonsäure-Kaskade« = AA-Kaskade spricht.

Bildung aggressiver »Entzündungsmediatoren« über Linolsäure zur »Arachidonsäurekaskade«.

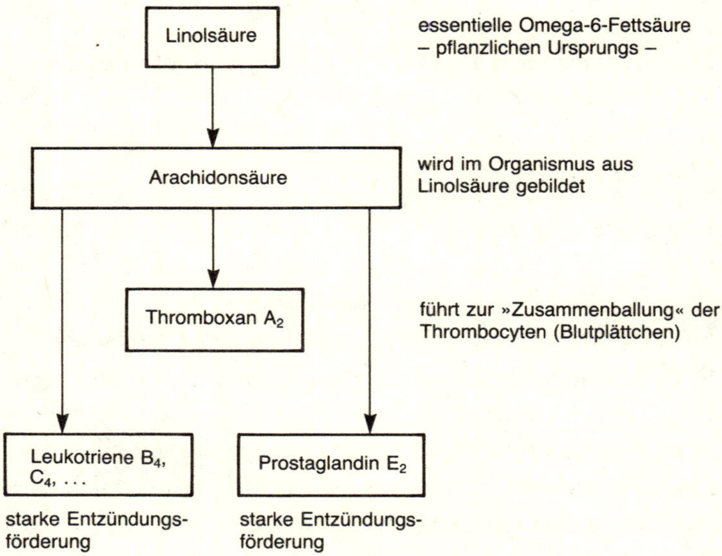

Ein weiteres mit Negativeigenschaften ausgestattetes Produkt vorgenannter AA-Kaskade sei am Rande erwähnt, das sog. Thromboxan A_2. Diese chemische Substanz wird von Thrombocyten (Blutplättchen) gebildet und bewirkt eine Auslösung bzw. Verstärkung der Zusammenballungsfähigkeit von Blutplättchen. Im entzündlichen Prozeß wird somit die Fließfähigkeit des Blutes vermindert, mithin die Versorgung und Entsorgung im Endstrombahngebiet!

6.1.5 Das entzündliche Ödem

In jedem Entzündungsprozeß kommt es zur Ausbildung eines Ödems. Hierunter versteht man ein Anschwellen des Entzündungsfeldes mit massiver lokaler Druckerhöhung und Schmerzempfinden, falls die betroffene Region mit schmerzsensiblen Fasern versorgt ist, welche den Schmerz registrieren. Das entzündliche Ödem entsteht durch die Aktivität vorbeschriebener Entzündungsmediatoren. Diese führen zu einer vermehrten Gefäßdurchlässigkeit der Endstrombahngefäße der Entzündungsregion, wobei Flüssigkeit + Entzündungszellen aus den Gefäßen in das umliegende Gewebe einsickern. Dies wird – im Falle der MS – durch die tintenklecksartigen Ausbreitungen der Entzündung um kleinste Gefäße im ZNS anschaulich verdeutlicht. Neben der rein mechanischen Druckerhöhung in der Entzündungsregion wird zudem der lebensnotwendige Stoffaustausch dieser Gebiete zusätzlich reduziert.

Dem Leser wird deutlich, daß im Falle eines Entzündungsbeginnes – eines Schubes oder eines Fortschreitens

im chronischen Verlauf – das »krankmachende« Prinzip vielseitig ineinandergreift, sich unterstützt und letztendlich zu einem selbstunterhaltenden Prozeß wird.
Eine solche – sich verselbständigende Lawine – zu unterbrechen bzw. aufzuhalten, kann nur mit Mitteln geschehen, die der Vielschichtigkeit des Ablaufes angemessen bzw. angepaßt sein müssen.

6.1.6 Der Zerstörungsprozeß

Ursache für die typischen neurologischen Ausfälle bei MS-Patienten ist die Zerstörung der Myelinscheiden der Nerven im ZNS. Weder biochemische noch feingewebliche noch elektronenmikroskopische Befunde zeigen Anhaltspunkte für einen MS-spezifischen Untergangsprozeß der Myelinscheiden. Die Tatsache, daß der Gesamtprozeß der Zerstörung ein immunologisch hochaktiver Vorgang ist, belegt lediglich die Tatsache des primär entzündlichen Geschehens. Der Abbau der »Nervenschutzhüllen«, der dazu führt, daß die betroffenen Nervenleitungen ihre Leitfähigkeit verlieren, muß als Folge einer ablaufenden Entzündungsreaktion gesehen werden, wie dies ähnlich in anderen Gewebsbereichen des menschlichen Körpers abläuft – vergleichbar den rheumatischen Erkrankungen.
Das Auftreten von Entzündungszellen, immunkompetenten Zellen, Freßzellen in Gehirnstrukturen ist somit Ausdruck der *entzündlichen Läsion* der Blut-Hirn-Schranke, somit Folge der Entzündung und nicht etwa Auslöser derselben.
Die Zerstörung feinstruktureller Lamellensysteme und

stabiler biologischer Membranen des Myelins erfolgt im Rahmen der Komplexität der Entzündungsreaktion; die mit Markscheidentrümmern beladenen Zellen sind Ausdruck einer Abräumreaktion nach erfolgter Zerstörung und nicht primäres Geschehen. Diese Tatsache kann auch damit belegt werden, daß Entzündungszellen im Lamellensystem der Myelinscheiden bislang *nicht* nachgewiesen wurden.

Der Abbau der Markscheiden vollzieht sich nach einer gewissen Gesetzmäßigkeit.

In einer ersten Entzündungsphase kommt es zu einer physikalischen Veränderung des Myelins – bei gleichzeitigem Verlust bestimmter Proteinmuster – ohne chemische Veränderung der Lipide. In einem zweiten Schritt erfolgt die biochemische Zerstörung der Myelinlipide. Im dritten und letzten Zerstörungsschritt werden Fettsäuren aus den Lipiden freigesetzt.

Die geschilderten Vorgänge um den Untergang der Myelinscheiden zeigen somit keine MS-spezielle »Abnormität«, sondern entsprechen den Zerstörungsmechanismen entzündlicher Reaktionen, wie sie auch von anderen entzündlichen Erkrankungen her bekannt sind!

Schematische Darstellung der typischen »Zerstörungslokalisation« bei MS im Rückenmark (Querschnittdarstellung).

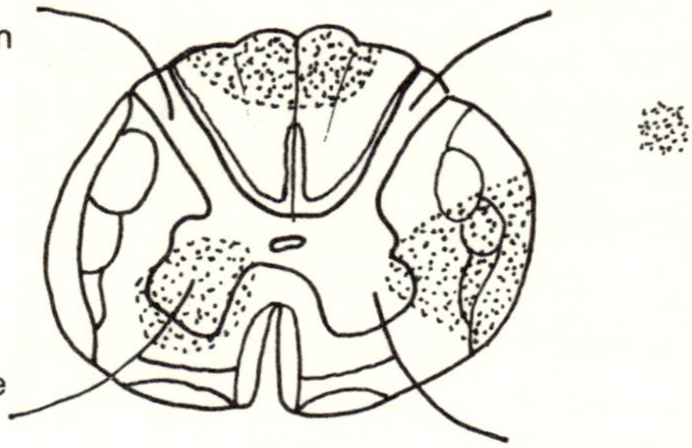

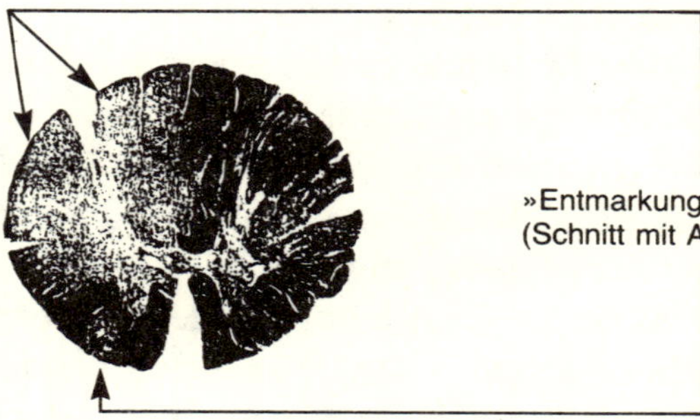

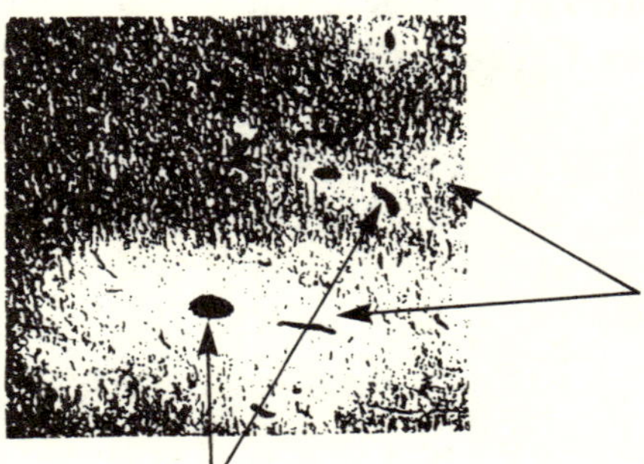

Merksätze für MS-Patienten aus Kapitel 6.

- Virale Komponente im Entstehungsnachweis der MS gesichert.
- Genetische Disposition der MS – über Zwillingsforschung – erneut abgesichert.
- Zur Krankheitsaktivierung bedarf es eines unabhängigen auslösenden Faktors.
- Aktivatoren können sein: Immunschwächende Erkrankung, Infektionskrankheiten, Tumore, langwährende körperliche und psychische Streß-Situationen, Umwelteinflüsse.
- Ausgangsort der Erkrankung sind perivenoläre Bezirke der BHS (Blut-Hirn-Schranke).
- Bindegewebe stellt das größte Organsystem beim Menschen dar, welches – per Diffusion – über die sog. »Grundsubstanz« ernährt wird.
- Diffusion ist der Transport von diversen Substanzen vom Ort hoher Konzentration (z. B. Arteriole zur Zelle bzw. von der Zelle zur Venole) zum Ort niedriger Konzentration.
- In der frühen »encephalitischen Phase« der MS »durchbrechen« Entzündungszellen die BHS und lösen – über die Freisetzung aggressiver chemischer Substrate – den akuten Prozeß aus.
- Über biologischen Membranen wird das zelluläre Leben gesteuert. Hierbei unterscheiden sich die Myelinmembranen von anderen körpereigenen Membranen durch Lipidreichtum und den Anteil hochungesättigter Fettsäuren.

- **Entzündungsmediatoren vermitteln – in Folge ihrer aggressiven Leistungen – den Entzündungsprozeß rasch und mit Kraft in die gewebliche Umgebung.**
  Wichtige Vertreter sind z. B.:
  PGE_2 (Prostaglandin E_2)
  LTB_4, LTC_4 . . . (Leukotriene B_4, C_4, D_4 . . .)
- **Arachidonsäurekaskade ist der körpereigene Syntheseweg aggressiver Entzündungsmediatoren, wobei aus Linolsäure über die Arachidonsäure die Prostaglandine, Leukotriene und andere krankmachende Faktoren gebildet werden.**
- **Das Entzündungsödem entsteht am Ort der Entzündung durch Einsickern von Substanzen aus Gefäßen in anliegende ZNS-Strukturen, in Folge »Leckwerden« der Gefäße durch Entzündungsmediatoren.**
- **Der Zusammenbruch der Myelinscheiden der Nerven mit darausfolgenden neurologischen Ausfällen vollzieht sich stadienhaft, ohne spezielle MS-Abnormität.**

7. Neue Definition zur MS und ihren Verlaufsformen

7.1 MS – ein Modellversuch von einem anderen Standpunkt aus

Die MS ist bis heute – in ihrem Entstehungsmechanismus eine rätselhafte Erkrankung.
Eine genetische Information ist sicher bei gleichzeitig unbekannter Penetrationsstärke.
Eine virale Komponente ist sicher. Ein eigener, MS-spezifischer Erreger – wie jüngst von einem amerikanischen Forschungsinstitut postuliert – ist für mich eher unwahrscheinlich – wäre diese These doch automatisch mit einem Infektionsmodus zu versehen. Eine Übertragung im Sinne einer Ansteckung wurde bislang in keinem Falle nachgewiesen!
Ich neige eher zur viralen Theorie eines Virusmutanten, der – von Patienten irgendwann im Leben inkorporiert – sein »Gesicht« ändert und zu irgendeinem Zeitpunkt im Leben seines Trägers – in Folge eines dritten, auslösenden Ereignisses – seine krankmachenden Eigenschaften zeigt.
Die von mir postulierte, dritte Voraussetzung zur Krankheitsauslösung kann vielfältig sein, geht aber stets einher mit einer Schwächung entweder lokaler oder generalisierter Abwehrmechanismen des menschlichen Körpers.
Wer MS-Patienten betreut, weiß um die Notwendigkeit wie Schwierigkeit einer exakten Anamnese-Erhebung.

Da der Erkrankungsbeginn häufig mit den Erstsymptomen sowohl von Arzt wie Patient verkannt wird, liegen auslösende Ereignisse oft im Dunkel, sind nicht erinnerlich.
Dennoch gelang es mir in einer statistisch relevanten Zahl von Erkrankten, mögliche Krankheitsauslöser zu finden.

Zunächst einige Beispiele:

a) Auftreten der MS nach Ablauf einer Infektionskrankheit mit extremen Fieberwerten.
b) Auftreten der ersten MS-Symptome nach einem Unfall.
c) Auftreten erster MS-Symptome nach einem operativen Eingriff mit langer Narkose.
d) Auftreten des ersten Schubes einer MS nach extremer Sonnenexposition im Urlaub mit »Sonnenstich« und Verbrennungen II. Grades.
e) Auftreten einer MS-Erkrankung zum Zeitpunkt X. Zum Zeitpunkt X und Y Auftreten einer bösartigen Tumorerkrankung.
f) Erste MS-typische Ausfallsmuster nach Überstehen einer echten Virusgrippe.

Diese Beispiele sollen dem Leser Anregung sein, über sich selbst, seinen eigenen Krankheitsbeginn, seine Krankengeschichte nachzudenken.
Für mich steht die Existenz eines dritten Faktors zur Krankheitsauslösung – auch von der Logik der Erkrankung her – außer Frage.

Ich formuliere dies allgemein:
Jeder äußere Einfluß auf den Menschen, der geeignet ist, seine körpereigene Immunantwortfähigkeit zu schwächen, kann – bei bestehender genetischer Information und viraler Vordisposition – eine Multiple Sklerose zum klinischen Bild erwecken.

Gleiches gilt für innere Einflüsse, etwa Streßverarbeitung, psychisch ungelöste Probleme, Dysfunktionen hormoneller Regelkreise, pathophysiologische Vorgänge mit Schwächung der Immunantwortfähigkeit.
Mit Beginn der aktiven MS vollzieht sich m. E. nichts anderes mehr, als ein medizinisch »normaler« Ablauf einer *primär entzündlichen Erkrankung*, die immunologisch hochaktiv ist, durch die Gesetze der Blut-Hirn-Schranke kompliziert wird und ihr Zerstörungssubstrat in biochemisch subtilen Formationen des ZNS besitzt.
Dieser »normale« Entzündungsablauf vollzieht sich wie folgt:
Immunaktive Zellelemente wandern durch die Blut-Hirn-Schranke in das Entzündungsgebiet ein – unter Schädigung der BHS dahingehend, daß ihre Durchlässigkeit für sonst unpassierbare Zellformen vergrößert wird. Aus biologischen Membranlipiden erfolgt enzymatisch eine Freisetzung der Arachidonsäure mit Ausbildung vorbeschriebener Entzündungsmediatoren. Diese wiederum verstärken den entzündlichen Vorgang lawinenartig durch

a) *weitere Vermehrung der Durchlässigkeit der BHS,*
b) *Anlockung weiterer Entzündungszellen,*
c) *weitere Bildung von Entzündungsmediatoren aus der Arachidonsäure, die ihrerseits massiv nachproduziert werden muß – aus ihrer synthetischen Vorstufe, der Linolsäure, was den aktiven Verbrauch der Linolsäure erklärt und deren Absinken sowohl im Serum als auch der biologischen Membranen von MS-Patienten,*
d) *Ausbildung eines entzündlichen Ödems in Folge des Einsickerns von Flüssigkeiten aus dem »lecken« Gefäßsystem in die Umgebung der Gefäße, hieraus erfolgt die lokale entzündliche Druckerhöhung,*
e) *Entzündungs- und ödembedingte Herabsetzung der Stoffwechselfunktionen im Entzündungsbereich,*
f) *Ausbildung weiterer Entzündungsvermittler, wie etwa freie Radikale,*
g) *Entzündungsbedingte Anhäufung saurer Stoffwechselprodukte mit entsprechender pH-Wert-Verschiebung in Richtung saures Milieu mit daraus resultierender – kumulativ wirkender Herabsetzung normaler Stoffwechselfunktionen,*
h) *Destabilisierung und letztendlicher Zusammenbruch bis dahin noch intakter biologischer Membranen mit nachfolgendem Zelltod.*

Das Vorhandensein weiterer – z. T. hochaktiver immunologischer Faktoren – wie auch hypothetischer lokaler Abwehrmechanismen ist m. E. zwar interessant, für den Verlauf aber nur Beiwerk und z. T. sogar lediglich Basis für das Vorgenannte.

Der Nachweis spezifischer Antikörper gegen Myelinscheidenkompartimente ist bei immunaktiven Prozessen nicht neu. Von anderen Immunkrankheiten ist bekannt, daß aufgrund einer Fehlregulation im Abwehrsystem Teile körpereigener Gewebsstrukturen als solche »verkannt« werden – damit zum Antigen umfunktioniert das Abwehrsystem zur Bildung aktiver Antikörper zwingt.
Das Auftreten von Abräumzellen ist hingegen typisch für eine Entzündungsform, bei der *Zelluntergänge* zu verzeichnen sind. Somit bleibt die Frage, was beendet die lokale Entzündungsreaktion? Ist doch – zumindest vom sog. schubförmigen Verlauf der MS – bekannt, daß Entzündungszeichen abklingen und spontane, zeitlich begrenzte Teilremissionen üblicherweise vorkommen.
Die Möglichkeit gegenregulativ wirksamer, lokaler Mechanismen, die den Entzündungsvorgang unterbrechen, kann diskutiert werden. Da aber bislang nur lückenhafte Vorstellungen über mögliche immunsupprimierende Faktoren bestehen, exakte Nachweise noch völlig fehlen, sollte man sich m. E. an das nächstliegende halten! Tatsache ist, der Entzündungsvorgang ist in bezug auf Steuerung, Unterhaltung, Ausdehnung und Aktivität abhängig vom Vorhandensein der *Entzündungsmediatoren*. Die Menge der Aggressionssubstanzen aber ist abhängig von der Menge an Synthesesubstrat Arachidonsäure, diese wiederum abhängig von ihrem Präcursor Linolsäure. Eine regionale »Erschöpfungsreaktion« dieser Fettsäuren beendet logischerweise die Synthesefähigkeit an entzündungsunterhaltenden Mediatoren und würde

somit zu einer Beendigung regionaler Entzündungsformen führen.
Ich meine, daß diese Theorie eher als wahrscheinlich denn als unwahrscheinlich einzustufen ist.
Als ich erstmals im Jahre 1985 diese »Entzündungstheorie« im Kreise von Kollegen besprach, fand ich wenig Gehör und Interesse. Als 1988 in der MMW (Münchner Medizinische Wochenschrift) der Artikel erschien: »Multiple Sklerose: Leukotriene im Liquor cerebrospinalis (130-1988 Nr. 6) wurde meine Theorie bestätigt.
In einer Kontrolluntersuchung von 16 MS-Patienten gegenüber 26 Patienten mit anderen neurologischen Erkrankungen, waren die Leukotriene B_4 (LTB_4) und C_4 (LTC_4) im Liquor der MS-Patienten deutlich erhöht gegenüber den Liquorspiegeln der Kontrollgruppe.
Im letzten Abschnitt des Artikels berichten die Autoren, daß tierexperimentelle Untersuchungen an EAE-Meerschweinchen die Ergebnisse unterstützen.
Der Nachweis dieser Mediatoren ist für mich der bislang wichtigste wissenschaftliche Fortschritt im MS-Bereich. Er entkleidet die MS ihrer Unheimlichkeit und Rätselhaftigkeit und ordnet sie der Gruppe der primär entzündlichen Erkrankungen zu mit hoher Immunaktivität aber auch deren gesetzmäßigem Verlauf. Andererseits eröffnen sich therapeutisch *machbare* Wege, die abseits von Zauberei und Glauben liegen, sondern handfest zu argumentieren und darzustellen sind.

7.2 Alternative Gedanken zu Schub und chronischer Progredienz

Eine Auseinandersetzung mit den Problemen der MS führt sehr bald zu den »formalisierten« Abläufen.
Der Interessierte wird mit drei verschiedenen Verlaufsformen konfrontiert und wird diese – weil so gehandhabt – annehmen.
Nach sehr eingehendem Literaturstudium – frontaler Auseinandersetzung mit der Krankheit – bin ich heute nurmehr bereit, die postulierten Verlaufsformen mit starken Einschränkungen zu akzeptieren.
Tatsache ist – bei oberflächlicher klinischer Betrachtungsweise – daß unterschiedliche Verlaufsformen existieren:

a) Schubförmiger Verlauf
b) Übergangsform von schubförmig in chronisch progredienten Verlauf
c) Primär chronisch progredienter Verlauf

Mit größerer Einsicht in das tatsächliche Geschehen ist diese Einteilung jedoch nicht mehr zu halten.
Gehen wir von den gesicherten Fakten aus, so ist die MS – ob schubförmiger, übergangsförmiger oder primär chronischer Verlauf – stets eine primär entzündliche, immunologisch aktive Erkrankung. Die spezifische Eigenart einer solchen Immunerkrankung aber ist, daß sie stets eine Chronizität beinhaltet.
Somit ist – bei Anerkennung der Einordnung der MS in

dieses spezielle »Krankheitslager« die Definition von Verlaufsformen ein logischer Widerspruch in sich selbst. Welche Faktoren auch immer verantwortlich dafür sein mögen, wie lange ein Schub dauert bzw. wie lange ein symptomfreier Intervall zwischen zwei Schüben anhält, stets wird der schubförmige Verlauf zum Übergangsstadium führen und von dort in den chronischen Verlauf münden.

Die klinische Tatsache, daß eine MS nie mit dem Übergangsstadium beginnt, spricht ebenfalls gegen diese Einteilung und belegt ihre Willkürlichkeit.

Aus anderen medizinischen Bereichen wissen wir, daß Patienten bestimmter Krankheitsmuster ihren Krankheiten lange Zeit Widerstand zu leisten vermögen, bis Kraft und Geist zerbricht, die Krankheit Sieger bleibt. Gleiches läßt sich zweifelsfrei auf die MS übertragen. Im sog. schubförmigen Verlauf verfügen MS-Betroffene noch über generelle wie lokale Abwehrmechanismen, die der Krankheit, ihrem Fortschritt zeitlich begrenzten Widerstand leisten. Die Fähigkeit zu widerstehen wird im Zeitablauf geringer, somit erhöht sich Schubfrequenz und örtlich reaktive Heftigkeit bis zu Erschöpfungsphase, dem Start zum chronischen Verlauf mit bislang nur zu gut bekanntem Ausgang.

Der primär chronische Verlauf ist demnach nur ein Ausdruck für die Ohnmacht der Betroffenen, mit körpereigenen Mitteln der Erkrankung Widerstand zu leisten. Hieraus ergeben sich sowohl Verlauf wie Unterschiede in Prognosen.

MS-Patienten brauchen Ehrlichkeit! Nur Klarheit in die

Eigenarten der Erkrankung ermöglichen die Einsicht, mit ihr zu leben und ihr Widerstand zu bieten.
Die bislang geübte Einteilung in Verlaufsformen hat dort eine Berechtigung, wo sie zur Ermittlung statistischer Daten dient. Hierdurch werden Daten vergleichbar, können statistische Aussagen mit Signifikanz getätigt werden.
Auch zur Beurteilung therapeutischer Ergebnisse sind die Verlaufsformen nützlich, lassen sie doch Aussagen zu über Schubfrequenz und evtl. Ausdehnung schubfreier Intervalle, einem Parameter, der für die Gesamtprognose wichtig ist.
Ein weiteres Problem scheint mir die Definition von Schub und Progredienz, die letztere im chronischen Verlauf. Gemeinsam haben Schub und Progredienz im chronischen Geschehen den Fortschritt der Erkrankung. Ein solcher findet statt in einem Fall mit heftiger Verschlechterung, im anderen meist schleichend, in beiden mit Verlusten neurologischer Funktionen.
Ein früher Einsatz therapeutischer Substanzen kann oft bei beiden Formen den Prozeß sehr rasch zum Stehen bringen und den Verlust an neurologischer Funktion verhindern. Die Wiederherstellung vom status quo rechtfertigt demnach nicht, von Krankheitsfortschritten zu sprechen, beschreiben diese – hier rein inhaltlich – das Krankheitsbild, verschlechtert gegenüber dem Beginn.
Dies soll als Denkanstoß verstanden werden, nicht als Kritik.

Merksätze für MS-Patienten aus Kapitel 7.

Aktuelle Modellvorstellung zur MS:

- **Jeder Einfluß auf den Menschen, der zu einer Schwächung seiner körpereigenen Immunantwortfähigkeit führt, kann – bei vorhandener genetischer Disposition und viraler Vordisposition – eine MS zum »Laufen« bringen.**
- **Die MS verläuft nach klassischen Regeln immunologisch aktiver Erkrankungen, kompliziert durch »BHS« und Streß-Substrat »Myelin«.**

- ***MS-Ablauf:***
  »Einbruch« immunaktiver Zellen durch BHS in Entzündungsgebiet.
  Freisetzung aggressiver Entzündungsmediatoren.
  Vermehrte Schädigung der BHS mit Einwandern von Entzündungszellen.
  Ausbildung eines Lawineneffektes.
  Ausbildung eines Entzündungsödems.
  Zunehmende Verminderung der Lebensfähigkeit betroffener Strukturen.
  Destabilisierung mit Zusammenbruch der Lebensfunktionen.
  »Ausbrennen« der Entzündung durch lokale Erschöpfung der Entzündungsmediatoren.
- **1988 gelang der Nachweis – sowohl an MS-Patienten wie auch im Tierversuch (EAE-Modell) –, daß tatsächlich den Entzündungsmediatoren die Hauptbedeutung im Entzündungsvorgang zukommt.**

8. Biochemische Grundlagen neuer Therapiewege

8.1 Voraussetzungen möglicher Therapiewege

Die Auseinandersetzung mit der MS und möglicher Therapieansätze sollte realistisch auf das Machbare beschränkt werden. Grundlagenforschung ist regelmäßig therapeutische Zukunftsmusik und nützt dem Patienten in der Gegenwart nichts. In der Regel sind Meldungen über neue virale Erkenntnisse nur dazu angetan, Hoffnung zu wecken und die Betroffenen in Unruhe zu versetzen.

Da bis heute – und das gilt für alle medizinischen Bereiche – die Virusforschung noch in Kinderschuhen steckt, ist mit Sicherheit weder kurz- noch mittelfristig mit einer Lösung des viralen MS-Problems zu rechnen.

Das Wissen um genetische Zusammenhänge findet zwar Interesse, für einen aktuellen Therapieansatz ist es jedoch bedeutungslos. Somit kann die Therapie nur auf der nächsten Ebene fassen, wo der entzündliche Prozeß beginnt, sich austobt und zerstört – der *BHS* (Blut-Hirn-Schranke).

Unter der BHS verstehen wir den Übergang vom kleinsten Gefäßsystem – dem Endstrombahngebiet – zu den jeweiligen Gewebsstrukturen des ZNS. Im Unterschied zu den sonst im menschlichen Körper vorkommenden Arteriolen (Endstromgefäße der Arterien) und Venolen (kleinster Gefäßbeginn der dem Herzen zufließenden Venen) sind die Gefäße der BHS für bestimmte Substanzen und Zellelemente nicht passierbar. Dennoch entstammen auch diese Strukturen – entwicklungsgeschichtlich – dem mittleren Keimblatt des Menschen, sind somit Bindegewebe und unterliegen damit den Gesetzmäßigkeiten von Bindegeweben. Diese Gesetzmäßigkeiten beziehen sich insbesondere auf Stoffwechselkriterien wie Reaktionsmuster auf Traumen, Entzündungen, Rehabilitation oder Zelltod.
Das Interesse – im Falle der MS – gilt deshalb primär der Entzündung. Ausbruch, Schub und Fortschritt im Fall des chronischen Verlaufes bedeutet stets Entzündung. Man spricht allgemein von der »frühen encephalitischen Phase« der MS und meint damit das früheste Stadium der Entzündungsreaktion. Die aber findet an der BHS statt und ist ein reines Bindegewebsproblem.
In dem von mir geschilderten Modell beschrieb ich theoretisch den stadienhaften Ablauf möglicher Entzündungsmechanismen der MS. Wer das Modell vergleicht, z. B. mit dem Ablauf solcher Reaktionen im Bereich rheumatischer Krankheitsbilder, erkennt identische Ablaufmuster.

Damit wird auch verständlich, warum Kortikoide wirken müssen und auch wirksam sind.
In der frühen Entzündungsphase der MS sind Kortisonpräparate prinzipiell die Mittel der *ersten Wahl.* Durch z. T. abenteuerliche Laienpresseberichte wie bedenkenloses Aufbauschen von Nebenwirkungen, wurden Patienten nicht nur verunsichert, sondern haben regelmäßig Angst, ja einen Horror vor dem Einsatz dieser Präparategruppe. Gewiß – wer Beipackzettel solcher Medikamente in die Hand nimmt, liest 1/10 Seite Wirkung und 9/10 Seite Nebenwirkungen. Doch auch für Kortison gilt – wie für andere Medizin – die Dosis machts und Dauer der Verwendung! – Und ohne Kortison ist eine effektive Medizin nicht möglich! –
Definitionsgemäß hemmt Kortison mesenchymale Reaktionen, d. h. entzündliche Reaktionen im Bindegewebsbereich.
Verwendet werden eine Vielzahl unterschiedlicher Präparate – zur Infusion und intramuskulären Injektion sowie Tabletten. Üblicherweise wird mit einer höheren Dosis »eingestiegen«, um dann – mitunter über lange Wochen – die Präparate auszuschleichen. Hierbei gerät der MS-Patient regelmäßig zwischen die Gräben unterschiedlicher wissenschaftlicher Auffassungen. Die eine Schule vertritt die Langzeittherapie mit niedriger Dosierung, die andere ist für Einsatz hoher Dosen, zeitlich eingeschränkt.
Ich will hier meine Meinung wiedergeben, basierend auf der eigenen Erfahrung einer primär entzündlich-chronischen Erkrankung und der Erfahrung mit MS-Patienten

sowie der üblichen empirischen Daten einer langen Klinikzeit.
Prämisse: Sowohl der Schub als auch akute Fortschritt im chronischen Verlauf ist ein *akut* entzündliches Geschehen und fordert die Entzündungshemmung in der möglichst *frühen Phase*.
Und dies allein – nichts anderes – macht Kortison.
Entzündungshemmung in der frühen Phase wirkt nicht nur schub- und progressionsverkürzend, sondern kann, rechtzeitig eingesetzt, den Schub verhindern (s. S. 87)!
Hierzu setze ich derzeit zwei Präparate ein:

1. Urbason® 16 mg Tbl. (chemisch Methyl-Prednisolon)
2. Fortecortin® 4 mg Tbl. (chemisch Dexamethason)

Auf rein empirischen Daten basierend zeigt Urbason® einen ausgesprochen sicheren entzündungshemmenden Effekt, der bereits 1 Stunde nach Applikation einsetzt. Hierbei wähle ich eine Dosierung von bis zu 5 Tbl./Tag (in einer Gabe am Morgen), über einen Zeitraum von bis zu einer Woche, meist jedoch kürzer. – In keinem Falle der von mir betreuten MS-Patienten war bisher eine längere Therapiezeit notwendig. Regelmäßig stabilisierten sich die Patienten binnen 3 Tagen.
Fortecortin® besitzt – neben einer guten Entzündungshemmung – noch ausgesprochen dekompressive Eigenschaften. Diese Eigenschaft wird dann von mir genutzt, wenn die früheste Phase überschritten ist. Die Dosierung liegt dann regelmäßig bei 24 mg/Tag über einen Zeitraum von bis zu einer Woche.

Der Patient wird während dieses Zeitraums immobilisiert.
Das Absetzen der Präparate erfolgt übergangslos und zeigte bislang in keinem Fall irgendeine Problematik. Die gefürchteten Kortison-Nebenwirkungen blieben ebenfalls aus.
Viele Kollegen wenden noch immer eine Kortisonlangzeittherapie an, obwohl keine Statistik existiert, die diese Form rechtfertigt. Neben der Gefahr der dann möglicherweise auftretenden Kortison-Nebenwirkungen müssen begleitende Schutzmaßnahmen ergriffen werden, etwa für den Magen-Darmtrakt. Hier kommen aber regelmäßig chemische Substanzen zum Einsatz, die geeignet sind, die Resorptionsverhältnisse zu mindern, d. h. derartige Präparate vermindern die Aufnahmefähigkeit der Patienten für Nahrungssubstrate, Vitamine etc.
Zudem widerspricht eine Langzeitmedikation mit Kortison der »inneren Logik« der Einsatzdefinition. Kortison soll die akute, aggressive Phase unterbrechen, nicht den auf schwelbrandstärke kochenden Prozeß.

Ein Wort noch zu der sog. frühen Phase.
MS-Patienten verfügen regelmäßig über eine ausgezeichnete Selbstbeobachtung. Hierbei stelle ich fest, daß Schübe oder auch Fortschritte im chronischen Verlauf selten überfallartig auftreten. Viele Patienten bemerken eine innere Unruhe, berichten über nachlassende Konzentration, Müdigkeit und Schlafbedürfnis oder auch diffuse, muskelkaterartige Schmerzen. Der begleitende

Therapeut, der ein enges Verhältnis zu seinen Patienten besitzt, diese wiederum an »kurzer Überwachungsleine« hält, wird so tatsächlich in der Lage sein, die früheste Phase zu erkennen und kann handeln. –

8.3 Blockierung der Entzündungsmediatoren

Die den Entzündungsprozeß mitauslösende, unterhaltende und weitergebende Funktion von Entzündungsmediatoren wurde im Kapitel 6.1.4 dargestellt.
Hierbei kommt den *Leukotrienen* eine größere Bedeutung im Akutgeschehen zu als den *Prostaglandinen*. Nach den nunmehr vorliegenden und in gleichem Kapitel aufgeführten Untersuchungen an MS-Patienten sowie im Tierexperiment nachgewiesen – ist die Funktion von Leukotrienen im MS-Geschehen keine Hypothese mehr.
Daraus leitet sich die logische therapeutische Konsequenz ab, daß künftig in der MS-Therapie *Leukotrien-Antagonisten* einzusetzen sind.
Neben dieser therapeutischen Schlußfolgerung existiert eine praktikable Möglichkeit, die Bildung dieser Entzündungsmediatoren zu unterdrücken, indem eine allmähliche, schrittweise Reduktion der Substanzen erfolgt, welche zur Bildung jener Mediatoren unbedingt erforderlich sind. Ich darf hierbei nochmals an den biochemischen Entstehungsweg der Mediatoren erinnern.

Aus der essentiellen Linolsäure (hochungesättigte Omega-6-Fettsäure, pflanzlichen Ursprungs, muß dem Menschen mit der Nahrung z. B. hochwertigen Pflanzenölen zugeführt werden) bilden Mensch wie Tier die hochungesättigte Fettsäure, die sog.

Arachidonsäure

Beide Fettsäuren (Linolsäure und Arachdionsäure) werden in großer Menge in Lipidmuster biologischer Membranen eingebaut. Im Entzündungsfall wird nunmehr die Arachdionsäure aus den Membranen freigesetzt und dient als *Ausgangs-Stoff* für die Bildung von

Prostaglandin E_2
Leukotrien B_4, C_4

die sofort in das Entzündungsgeschehen mit unglaublicher Gewalt eingreifen, es verstärken. Der hohe Verbrauch an Arachidonsäure zwingt den Körper ständig zur Neuproduktion, was den hohen Verbrauch an Linolsäure erklärt und den daraus resultierenden »Mangel« beim MS-Patienten wie anderen Patienten, die an chronisch entzündlichen Erkrankungen leiden.

Schlußfolgerung:
Unter der Voraussetzung es gelingt, die körpereigenen Reserven an Arachidonsäure bzw. deren Synthesevorläufer Linolsäure völlig zu erschöpfen, wäre eine Neubildung von Entzündungsmediatoren nicht mehr möglich. Dies würde für den Entzündungsprozeß einen Aktivitätszusammenbruch bedeuten, mithin Verlangsamung, gar Stillstand der MS.

Aus dem Bereich der Bindegewebsforschung kennen wir Möglichkeiten und Substanzen, die tatsächlich in der Lage sind, den Inhalt vorgenannter Schlußfolgerung zu erfüllen.
Es ist Stand der Wissenschaft, daß bestimmte hochungesättigte Fettsäuren in der Lage sind, die Arachidonsäure – konkurrierend – aus Membranlipidmustern zu verdrängen und deren Funktion in Membranlipiden zu übernehmen. Ähnliches gilt – mit gewisser Einschränkung – auch für die Linolsäure.

Fettsäuren, die diese Potenz besitzen, sind

a) die Gammalinolensäure
(hochungesättigte Omega-6-Fettsäure, pflanzlichen Ursprungs, essentiell = vom Menschen nicht produzierbar, muß mit der Nahrung aufgenommen werden)
b) Eicosapentaensäure, Abk.: EPA
(hochungesättigte Omega-3-Fettsäure, maritimen Ursprungs, essentiell = vom Menschen nicht produzierbar, wird über z. B. Kaltwasserfische zugeführt)
c) Docosahexaensäure, Abk.: DHA
(hochungesättigte Omega-3-Fettsäure, maritimen Ursprungs, essentiell = vom Menschen nicht produzierbar, wird über z. B. Kaltwasserfische zugeführt)

Veränderte Synthesewege:

Zu a) Die Gammalinolensäure ist der synthesetechnische Vorläufer der

Dihomogammalinolensäure

hieraus vermag der Körper keine Leukotriene mehr zu

bilden, im Bereich der Prostaglandinbildung wird das Prostaglandin E_1 gebildet. Prostaglandin E_1 hat keine entzündungsfördernden Eigenschaften, sondern wirkt sogar *entzündungshemmend!*

Schematische Darstellung der Blockierung von Entzündungsmediatoren über die Gabe von »Gama-Linolensäure«.

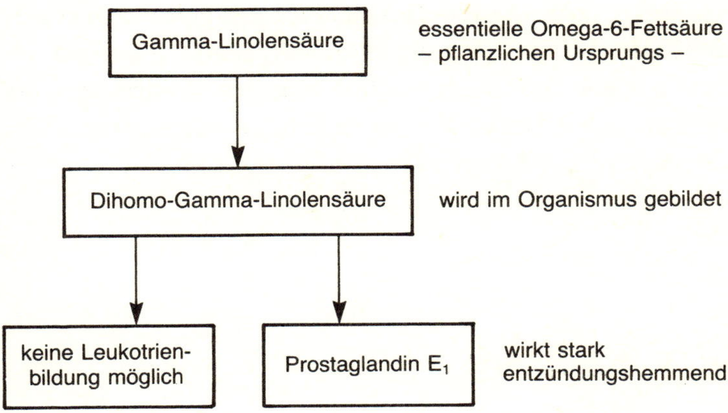

Bei ausreichend hoher wie regelmäßiger Zufuhr dieser Fettsäure sind – nach Eintritt der Modifikation der Membranlipide zu Gunsten der Dihomogammalinolensäure – entzündliche Reaktionen zu unterdrücken.
Die Tatsache, daß z. Z. geeignete Präparate fehlen, die *isoliert* diese Substanz enthalten, ist das Hauptproblem für eine systematische Verwendung.

Zu b) Die EPA (Eicosapentaensäure) ist die zur Zeit machbare Alternative. Bei ausreichend hoher und regelmäßiger Zufuhr wird die Arachidonsäure – konkurrierend – aus den Membranlipidmustern verdrängt. Der Ersatz durch EPA führt zu folgender Veränderung von Mediatorensynthesewegen:

»Down regulation« der Entzündungsmediatoren mit EPA (Eicosapentaensäure), welche die Arachidonsäure aus Membranlipiden verdrängt. Hierdurch wird die sog. Arachidonsäurekaskade blockiert.

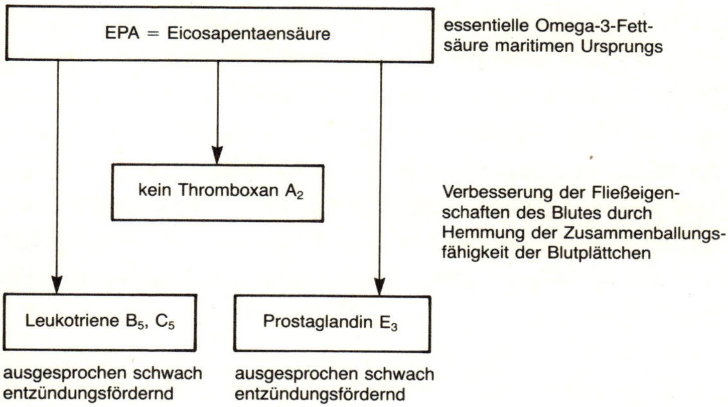

Aus EPA kann der Körper nur ein Prostaglandin E_3 bilden sowie Leukotriene der Pentaen-Reihe, die im Gegensatz zur Tetraen-Reihe nur noch eine ganz *schwache Entzündungsfunktion* entfalten. Ebenso kann aus EPA kein Thromboxan A_2 gebildet werden, so daß es zudem zu einer Verbesserung der Fließeigenschaften des Blutes im Endstrombahngebiet kommt, da die Zusammenballungsfähigkeit der Thrombocyten (Blutplättchen) auf vorgenannte Weise gehemmt wird.
Die von mir empirisch ermittelten Dosierungen an EPA liegen – innerhalb der ersten 4 Wochen – bei 1,2 g bis 1,8 g/Tag/Patient. Danach genügen als *Dauergabe* 900 mg/Tag/Patient.

Anmerkung:
Diese Dosierungszahlen korrelieren gut mit Angaben anderer Autoren bezüglich solcher Dosierungen von Krankheiten des rheumatischen Formenkreises.

Zu c) Über die direkte Funktion der DHA (Docosahexaensäure) sind die Meinungen uneinheitlich. Sicher ist, daß die DHA ebenfalls einen hohen Verdrängungseffekt auf die Arachidonsäure ausübt und noch bevorzugter an deren Stelle in biologische Membranen eingebaut wird, als die EPA.
Weitere *Wirkungen* und *Nebenwirkungen* o. g. Omega-3-Fettsäuren müssen angesprochen werden.

Der Einbau von hochungesättigten Fettsäuren, zumal in langkettiger Form – wie EPA und DHA – bewirken, daß biologische Membranen deutlich an Flexibilität gewin-

nen. Dies hat einerseits den Vorteil, daß mit Zunahme der Flexibilität auch eine Verbesserung der Fließeigenschaften des Blutes verbunden ist, etwa durch Steigerung der Flexibilität der roten Blutkörperchen, geht damit aber auch mit gewissen Gefahren einher.
Biologische Membranen haben eine bestimmte Konsistenz, mit der ein Zellschutz – etwa vor toxischen Substanzen – verbunden ist. Werden nun hochungesättigte, langkettige Fettsäuren eingebaut, verschlechtert sich parallel dazu die Membranstabilität, d. h. die jeweilige Zelle wird anfälliger für von außen eindringende zellschädigende Substanzen.
Zusätzlich neigen hochungesättigte Fettsäuren stark zur Oxidation. Hochungesättigt bedeutet, daß die Fettsäuren bestimmte chemische Verbindungsstücke enthalten, die leicht aufbrechen, was der Chemiker als Oxidation bezeichnet. Zum Schutz vor schädlicher Oxidation, die zum einen Wirkungsverlust bedeutet und zum anderen zur Bildung sog. »freier Radikale« führt, die ihrerseits massiv zerstörend auf biologische Membranen wirken, bedienen sich die hochungesättigten Fettsäuren sog. Oxidationsschutzmittel. Das natürlichste und gleichzeitig aktivste Oxidationsschutzmittel für hochungesättigte Fettsäuren ist *Vitamin E*!
Aktuelle wissenschaftliche Studien belegen, daß bei regelmäßiger Zufuhr von Omega-3-Fettsäuren (EPA = Eicosapentaensäure und DHA = Docosahexaensäure) die Serumspiegel von Vitamin E bei Patienten drastisch absinken. Dies kann soweit gehen, daß nach Absinken des Vitamin-E-Spiegels die Vitamin-E-Reserven – als

Oxidationsschutz – nicht mehr ausreichen. Hiernach »bedienen sich« die Omega-3-Fettsäuren eines nachgeordneten Oxidationsschutzmittels, dem Vitamin K. Auch die Reserven an Vitamin K sind alsbald aufgebraucht, was im Auftreten bestimmter Blutgerinnungsstörungen nachweisbar wird und auch nachgewiesen ist.
Dies muß – notabene – zu zwei Konsequenzen führen:

1. *Omega-3-Fettsäurenpräparate sind nur so gut wie der in diesen Präparaten vorhandene Vitamin-E-Gehalt ist, zum Schutz vor Oxidation.*
2. *Patienten, die regelmäßig bestimmte Mengen von Omega-3-Fettsäuren zuführen, haben einen hohen Bedarf an Vitamin E.*

Dieser Vitamin-E-Bedarf dient zum Oxidationsschutz und den möglichen Folgen eines Vitamin-E-Defizites, incl. möglicher Blutgerinnungsstörungen. Da Vitamin E als Zellschutzvitamin bekannt ist, gehe ich kurz darauf ein.
Vitamin E wird – als Stabilisator – bevorzugt in biologische Membranen eingebaut und erhöht deren Widerstandsleistung gegenüber diversen zellkrankmachenden Prinzipien. Dieser Eigenschaft gilt es Rechnung zu tragen.

Modell einer biologischen Membran (Ausschnitt)

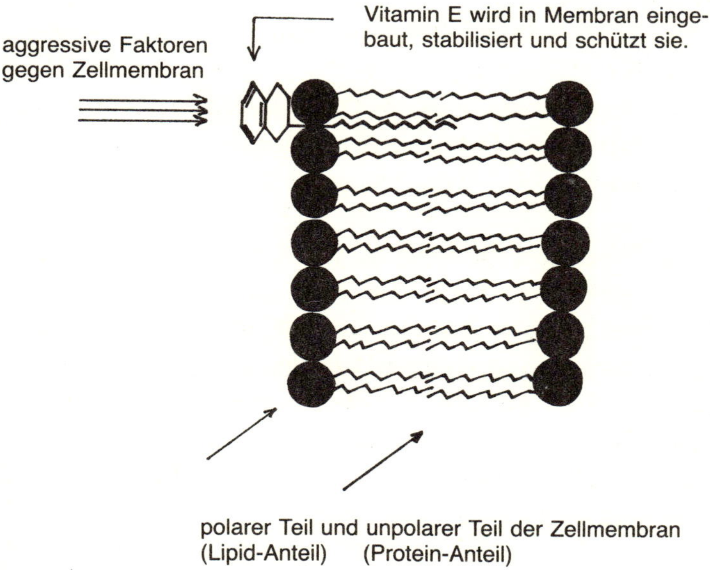

In diesem Zusammenhang zitiere ich Ergebnisse eines französischen Forschungsinstitutes aus dem Jahre 1988. Diese Ergebnisse belegen eine Sonderfunktion der Omega-3-Fettsäure DHA (Docosahexaensäure). Diese Fettsäure besitzt die Eigenschaft, eine starke Bindung mit Vitamin E einzugehen. Die Tatsache ihres bevorzugten Einbaues in biologische Membranen – an Stelle der Arachidonsäure – habe ich zuvor beschrieben.

Somit verbleibt die logische Konsequenz:
Die gleichzeitige Gabe von EPA und DHA mit ausreichenden Mengen Vitamin E muß nicht nur zu einem allmählichen und stetigen Rückgang von entzündungsfähigem Substrat führen, sondern verhindert gleichzeitig eine Destabilisierung biologischer Membranen. Auf diese Weise werden die Membranen gar verstärkt und bieten einen besseren Zellschutz.

Die von mir empirisch ermittelte Dosierung für Vitamin E liegt – innerhalb der ersten 4-Wochengabe der Omega-3-Fettsäuren – bei 800 iE/Tag, die Dauerdosierung bei 400 iE/Tag.

8.4 Die Beseitigung des entzündlichen Ödems

Ist ein Schub oder Fortschritt im chronischen Verlauf über die erste Frühphase hinweg, muß – nach logischen Regeln der Entzündungslehre – ein lokales entzündliches Ödem in den betroffenen Gebieten unterstellt werden. Ein Entzündungsödem aber heißt, lokale Druckerhöhung mit gleichzeitigem Abfall bis Zusammenbruch von regulären Stoffwechselfunktionen.
Hier gilt rasches und massives Handeln. Mittel der Wahl sind Kortikosteroide mit entzündungshemmenden und dekompressiven Eigenschaften. Wie bereits in Kapitel 8.2 dargestellt, eignen sich Glucokortikoide (ausgeprägt entzündungshemmend) mit mineralokortikoider Begleitwirkung (dekomprimierend, antiödematös).
Nach meinen eigenen Erfahrungen leistet hier das Präparat Fortecortin® – in entsprechend hoher Dosierung – vorzügliche Dienste und sollte nicht länger als eine Woche verabreicht werden ohne Ausschleichphase.

8.5 Stabilisierung biologischer Membranen

Die Problematik um Stabilität von biologischen Membranen habe ich ausführlich bereits in Kapitel 8.3 dargestellt. Trotz des wichtigsten Membranschutzfaktors Vitamin E, seinen Funktionsverbindungen zu hochungesättigten Fettsäuren im Verdrängungsprozeß der Arachidonsäure und der damit verbundenen »down regulation« = Herunterregulierung von Entzündungsvorgängen, existieren weitere Gefahrenmomente für biologische Membranen.

Wie bereits erwähnt, entstehen in jedem Entzündungsgeschehen, wie auch durch äußere toxische Einflüsse (z.B. Rauchen, Alkoholkonsum) große Mengen sog. »freier Radikale«. Freie Radikale gehören – im weitesten Sinne – zum Bereich von Entzündungsmediatoren und wirken auf biologische Membranen direkt zerstörend, somit zytotoxisch = zellgiftend. Freie Radikale sind in der Lage, zellschädigend bis hin zur Krebsauslösung zu wirken. Der Mensch verfügt über ein hervorragend wirksames und sicheres System zur Zerstörung freier Radikale. Es ist ein sog. Peroxydase-System, speziell das

Glutathionperoxydase-System.

Dieser körpereigenen Substanz obliegt es vorwiegend, die zelltoxischen Wirkungen und entzündungsfördernden Eigenschaften freier Radikale zu unterbinden.

Es ist keine neue Erkenntnis bei MS, daß Patienten dieser Krankheitsgruppe regelmäßig niedrige Selenspiegel aufweisen, ja unter einem chronischen Selenmangel zu leiden haben.

Ähnlich niedrige Selenspiegel sind bei Tumorpatienten und solchen mit primär entzündlich-chronischen Erkrankungen bekannt.

Nach Ursachen befragt erhält man meistens keine Antwort, evtl. wird nahrungsaufnahmebedingter Mangel postuliert.

Als ich kürzlich in einem chemischen Landesuntersuchungsamt ein Gespräch mit dem Leiter des Institutes bezüglich Selen führte, wurde dort heftig mit beiden Armen abgewehrt. Deutschland sei

1. erwiesenermaßen kein Selenmangel-Land,
2. Selen sei ein hochtoxisches Metall und habe in der Nahrung – als Zusatz – nichts zu suchen.

Ich selbst wundere mich seit diesem Gespräch eigentlich über gar nichts mehr – besonders was Selen betrifft.
Die aktuellsten Arbeiten dieser Institute stammen aus den Anfängen der 70er Jahre. Nach Abschluß eines Studiums fällt es allemal schwer, die knappe Freizeit von Beamten zur Fortbildung zu nutzen, besonders gar noch für das giftige Selen!
Und wiederum gestatte ich mir den Hinweis:
Es kommt auf die Dosierung und Dauer der Behandlung an!

Nun wieder zu den Fakten.
Das Forschungsinstitut für Tierernährung der Universität Bonn hat 1988 eine Studie veröffentlicht über Selengehalte der Böden im Bereich der Bundesrepublik Deutschland. Mehrere hundert Bodenproben wurden analysiert und ausgewertet. Die Ergebnisse stehen der Auffassung des Leiters jenes Untersuchungsamtes – diametral gegenüber.
Deutschland muß danach zu den Ländern mit Selenmangel gezählt werden. Einzelergebnisse der Studie verdeutlichen dem Leser auch die Gründe. Zum Teil sind die Selengehalte in Bodenschichten abgesunken, die

vom pflanzlichen Wurzelwerk nicht mehr erreicht und somit aufnahmefähig werden. Zum anderen hat die Bodenübersäuerung dazu geführt, daß Selen unlöslich und somit wiederum nicht für Pflanzen aufnahmefähig wird. Dort aber, wo Selen in Oberflächenschichten ausreichend angetroffen wird, stammt es aus Abgasschornsteinen der Industrie, ist somit nicht verwertbar.

So ist denn festzustellen, daß demnächst nicht nur Menschen mit bestimmten Krankheitsmustern den Mangel an Selen beklagen, sondern bis dato auch Gesunde.

Die überdurchschnittliche Zunahme bestimmter Krankheiten wird letztlich auch im Spiegel von Selen gesehen werden.

Zur Ursache:

Zur Bildung eines Moleküls der vorgenannten Glutathionperoxydase benötigt der Mensch 4 Atome Selen.

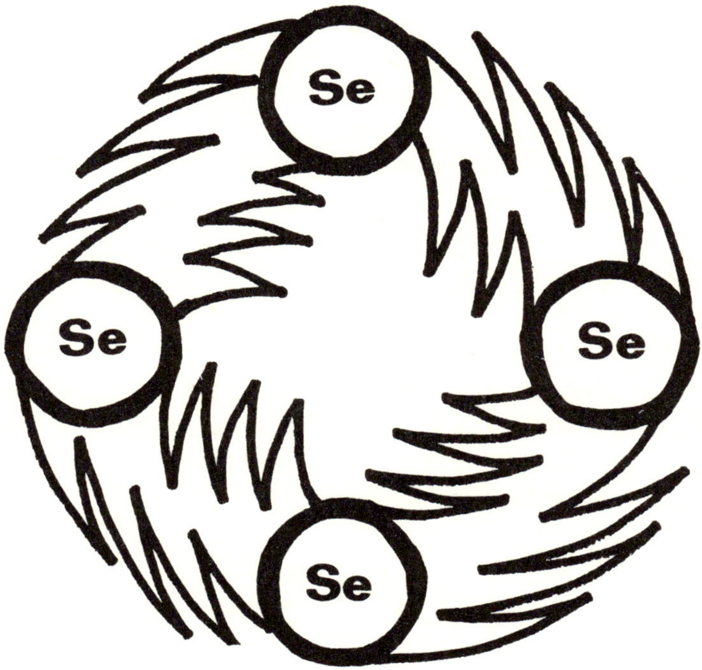

Neben vier Selenatomen besitzt die Glutathionperoxydase vier gleiche Proteinuntereinheiten mit einem Molekulargewicht von 24 000 (Mensch).

Somit wird klar, daß der Gesunde, erst recht jedoch der Kranke, Selen in größeren Mengen braucht. Der täglich enorme Umsatz und Bedarf an dieser Peroxydase wird noch dramatischer darstellbar, denkt man an Umweltgifte, Nahrungssubstrate etc. mit den Extrempotenzen zur Bildung freier Radikale.
Der niedrige Selenspiegel bei MS-Patienten, Tumorkranken, solchen mit chronisch-entzündlichen Prozessen ist sicherlich nicht anders einzuordnen – als eine Aufbrauch- und Erschöpfungsreaktion. Gleichzeitig wird dem Leser und MS-Betroffenen klar, daß er Selen benötigt, zur Wiederherstellung der körpereigenen Schutzfunktion, der Fähigkeit zur Bildung der Glutathionperoxydase, dem effektivsten und stärksten Zerstörer gefährlicher »freier Radikale«.
Die im Bereich meiner MS-Patienten verabfolgten Dosierungen von Selen lagen in den ersten 4 Wochen der Therapie bei 200 μg/Tag und ab der fünften Woche – als *Dauertherapie* bei 100 μg/Tag.

8.6 Die Verbesserung des Stoffaustausches

Jegliches zelluläre Leben hängt von einem geregelten, funktionierenden Stoffaustausch ab. Hierzu gehört einmal die Versorgung der Zelle mit Sauerstoff wie Nährstoffsubstraten, ebenso muß – nach intrazellulärem Stoffaustausch – der Abtransport von Stoffwechselprodukten gewährleistet sein.
Ich blende zurück zu der Grundlagendarstellung von

Bindegeweben. Hier hatte ich die Funktion der Grundsubstanz und ihrer Bestandteile dargestellt. Ich erinnere besonders an den ~ 70% Anteil von Glucosaminoglykanen, dem wesentlichsten Bestandteil der Grundsubstanz. Diese Stoffgruppe befindet sich im Körper in stetigem Auf- und Umbau, d. h. es findet ein außerordentlich großer Substratumsatz statt. Die Neusynthese dieser Substanzgruppe obliegt den sog. Fibroblasten, einer bestimmten Zellformation von Bindegewebszellen.
Um dem Leser ein anschauliches Beispiel für die biochemische Potenz jener Glucosaminoglykane zu geben, sei die Tagesproduktion eines gesunden 20 Jährigen genannt: 1 g/Tag genügt, um als Ersatz für den normalen Verbrauch eines gesunden Menschen zu dienen und um die Stoffwechselvorgänge zu gewährleisten, die den Gesamtbereich aller Bindegewebsstrukturen betreffen. Diese Zahl verdeutlicht die biologische Aktivität!
Im Lebensalter von ~ 40 Jahren sinkt die Syntheserate auf ~ 50% ab, was erklärt, daß zu diesem Zeitpunkt meist die ersten Probleme in menschlichen Bindegeweben auftreten. Um das 60. Lebensjahr sinkt die körpereigene Produktion weiter stark ab, woraus sich die dann beginnenden degenerativen Erkrankungen ableiten lassen, wie Arthrosen an Gelenken, Hautveränderungen etc. – Weitere Hinweise für die enorme Bedeutung der Glucosaminoglykane und ihre Wirkpotenz in Kleinstmengen sind bei jugendlichen Diabetikern erkennbar. Diese Zuckerkranken leiden an einem primären Insulinmangel, der dazu führt, daß die Substanzen der Glucosaminoglykane stark vermindert gebildet werden. Der

Mangel wiederum führt dazu, daß diese Patientengruppe bereits früh an degenerativen Bindegewebserkrankungen leidet und nicht selten bereits mit 20 Jahren Arthrosen und Gefäßkomplikationen ausbilden.
Meeresbiologische Forschungen bestätigen diese Ergebnisse ebenfalls – jedoch von einer anderen Seite aus. An Knochenfischen wurde folgendes Phänomen nachgewiesen: Je älter ein solcher Fisch wurde, umso intakter war Knochen- und Gelenkapparat. Diese erstaunliche Erkenntnis hatte ihren Grund in der Tatsache, daß diese Lebensform mit zunehmendem Alter größere Mengen an Glucosaminoglykanen produzieren konnte, was naturgemäß den Bindegewebsstoffwechsel dieser Tiere nachhaltig verbesserte.
Neben einem altersbedingten Mangel können beim Menschen auch relative Mangelsituationen an diesen Substanzen auftreten. Menschen, die ständig Schwerstarbeit verrichten mit besonderen Belastungen von Bindegeweben haben einen relativ größeren Bedarf an diesen Substanzen, ebenso Leistungs- und Hochleistungssportler, um nur zwei Gruppen zu nennen. Ständige Hochbelastungen mit daraus resultierenden Defiziten an Glucosaminoglykanen sind letztendlich Mitursache für frühen Verschleiß und Degeneration in Bindegeweben. Erst recht gilt dies für Patienten mit direkten Bindegewebserkrankungen, etwa Rheumatiker oder Patienten mit chronisch-entzündlichen Erkrankungen aus dem übrigen rheumatischen Formenkreis.
Letztendlich gilt dies auch für den Kreis von MS-Patienten, bei denen die Krankheit den Bindegewebsbereich

betrifft. Jede Entzündungsform verändert das biochemische Gleichgewicht im Bereich der Grundsubstanz entscheidend und nachhaltig. Die Folgen sind eine stark herabgesetzte Diffusionsfähigkeit im Grundsubstanzbereich mit der Folge einer gestörten Transportfunktion von Versorgungsgütern zur Zelle hin und Entsorgungsgütern von der Zelle weg, was bis zum totalen Zusammenbruch des Stoffwechselsystems führen kann, evtl. sogar führen muß.

Somit werden – im Entzündungsgeschehen der MS – folgende Maßnahmen notwendig:

a) Rasches Eingreifen im Akutgeschehen mit Entzündungsblockierung;
b) Allmähliche Herunterregulierung der Entzündungsfähigkeit durch Abbau der körpereigenen Synthesefähigkeit von Entzündungsmediatoren;
c) Membranstabilisierende Maßnahmen;
d) Zerstörung »freier Radikale«;
e) Verbesserung der Stoffwechselleistung der Grundsubstanz durch Wiederherstellung ihres biochemischen Gleichgewichts. Hierdurch kann eine Verbesserung des Abtransportes saurer Stoffwechselprodukte erreicht werden, die gerade im Entzündungsgeschehen großvolumig anfallen; andererseits wird hierdurch eine schnellere Wiederaufnahme der Versorgung betroffener Gewebsstrukturen ermöglicht.

Der letzte Punkt hat zunächst die vorbeschriebene *antiödematöse* Therapie zur Voraussetzung.

Sodann sind dem Patienten Substanzen zuzuführen, die den Körper zur Bildung von Glucosaminoglykanen befähigen.

Die Funktion der Glucosaminoglykane ist der Wissenschaft seit langer Zeit bewußt. Nur bestanden bislang kaum Möglichkeiten, diese Substanzen dem Körper vermehrt zuzuführen. Von der Molekulargröße her werden die Substrate vom Körper nicht aufgenommen, sondern im oberen Verdauungstrakt sogar zerstört. Versuche, durch Gabe von Einzelbausteinen der Substanzen eine Verbesserung des Stoffwechsels der Grundsubstanz zu erzielen, zeigten dann eindrucksvolle Resultate, wurden diese Substrate an den Ort des Geschehens injiziert. Die Verabreichung von substanzgleichen Tabletten erforderte hohe Dosierungen und langfristige Gabe.

Vor einigen Jahren wurden amerikanische Forscher auf eine Volksgruppe aufmerksam, die auf einer Inselgruppe im Pazifik leben. Bei dieser Volksgruppe waren – selbst in hohem Alter – degenerative Bindegewebserkrankungen eine Seltenheit. Nach Studium der Lebensgewohnheiten fand man rasch die Erklärung für das beobachtete Phänomen in deren Ernährung. Diese bestand im wesentlichen aus einer Reihe von Schalentieren, die im Seegebiet der Inselgruppe beheimatet waren.

Diese Schalentiere enthielten in großen Mengen Bausteine wie auch Glucosaminoglykane, letztere in einer chemischen Konstellation, die vom menschlichen Verdauungstrakt nicht zerstört, sondern in aufnahmefähige Teile »zerlegt« werden. Diese Bausteine können sodann vom körpereigenen »Syntheselabor« verarbeitet werden.

Seit einiger Zeit sind Schalentierextrakte dieser Art auch in Europa erhältlich. Ein Schweizer Unternehmen verarbeitet die Extrakte in Kapselform, wodurch eine gezielte Bedarfsergänzung an Glucosaminoglykanen bei Patienten möglich wird, die auf Grund von Krankheiten einen effektiven Mangel an diesen Substraten entwikkeln.
Die von mir bislang erzielten, empirischen Daten sind überzeugend und ermutigend. Zum ersten Mal gelingt es mit sichtbarer Effektivität, einen nahrungs- wie auch krankheitsbedingten Mangel an Glucosaminoglykanen mit einem natürlichen, praktisch Nahrungssubstrat, auszugleichen.

Merksätze für MS-Patienten aus Kapitel 8.

- **In jedem akuten Entzündungsfortschritt der MS muß rasch und massiv entzündungshemmend gehandelt werden. Mittel der 1. Wahl sind Kortisonpräparate. Diese sind *kurzfristig und hochdosiert* einzusetzen. *Je früher, um so wirkungsvoller.* Langzeitmedikation ist zu vermeiden!**
- **Entzündungsblockierung auf lange Sicht heißt, Herabsetzung der körpereigenen Synthesefähigkeit aggressiver Entzündungsmediatoren.**
- **Hemmung des Leukotrienweges über Zufuhr von Gammalinolensäure (theoretisch der beste Weg, praktisch z. Z. *nicht* machbar).**
- **Kompetitive Hemmung der Arachidonsäurekaskade mit EPA (Eicosapentaensäure) und DHA (Docosahexaensäure), derzeit der sinnvolle und machbare Weg.**
  - **EPA führt – nach konkurrierendem Einbau in Membranlipide bei Verdrängung der Arachidonsäure zu schwach aktiven Leukotrienen der Pentaenreihe und Prostaglandine der Trienreihe.**
  - **Im Nebeneffekt wird die Durchblutung verbessert in Folge der Thromboxan A_2-Hemmung mit daraus folgender Hemmung der Thrombocytenaggregationsfähigkeit.**
  - **DHA bildet Komplex mit Vitamin E und verbessert so – nach Membraneinbau – die Widerstandsleistung biologischer Membranen.**

– Maritime Omega-3-Fettsäuren (EPA und DHA) sind Vitamin-E-»Räuber«.

– Omega-3-Fettsäuren benötigen hohe Dosen Vitamin E als *Autoantioxidans!*

– *Facit:* Ein Fischölpräparat ist nur so gut, wie sein Vitamin-E-Schutz!

– Vitamin E stabilisiert *grundsätzlich* biologische Membranen und wirkt entzündungshemmend.

– Zur Beseitigung gefährlicher »freier Radikale« benötigt der Mensch – erst recht »Entzündungskranke MS-Betroffene« – hohe Mengen an Selen.

– 4 Atome Selen werden zur Bildung einer Funktionseinheit »Glutathionperoxydase« benötigt, dem wichtigsten *Zerstörer* gefährlicher »freier Radikale«.

– Rechtzeitige Beseitigung des entzündlichen Ödems im Akutfall, rettet Lebenssubstanz im ZNS (Zentralnervensystem).

– Verbesserung des Stoffaustausches durch Zufuhr lebenswichtiger Nährstoff-Substrate zur Funktionserhaltung der Grundsubstanz wirkt »lebenserhaltend« auf ZNS-Strukturen.

9. Die wichtigsten Regeln für MS-Kranke

Für jeden Menschen stellt die Erkenntnis, an einer schweren Krankheit zu leiden, einen Lebenseinschnitt dar. Dies gilt für MS in besonders tragischer Form. MS war gleichbedeutend mit chronisch und unheilbar. Vorprogrammierte Umfeldisolierung, schwere familiäre und persönliche Belastung, sozialer Abstieg mit letztendlicher Verelendung und einem Ende im Siechtum.
Es bedurfte stets eines vorsichtigen Einfühlungsvermögens durch den Arzt, dem Patienten die Wahrheit »beizubringen«. Die Konfrontation des Patienten mit der Krankheit sollte auf der Basis des Vertrauensverhältnisses erfolgen, dies aber wiederum nicht gefährden, sondern eher festigen. Meine eigene Erfahrung im Umgang mit MS-Patienten bestätigt, daß Vertrauen des Patienten in den Arzt bereits der erste Schritt ist im Kampf gegen die Krankheit. Ich wünschte mir allerdings – seitens der Kollegen – mitunter einen besseren »Tiefgang« in und um die Krankheit. Gewiß ist die MS ein Randgebiet der Medizin, aber gerade deshalb benötigt diese Gruppe mehr persönliche Hinwendung und verbesserte »Wissensstrukturen«. Wer hier arbeitstechnisch überfordert ist, sollte den Patienten weiterleiten, er wird ihn gerade deshalb nicht als Patienten verlieren.
MS-Patienten benötigen zunächst eine gewisse Zeit, um ihr inneres Gleichgewicht zu finden, sich einfach mit dem Gedanken an die Krankheit vertraut zu machen. Hier hat an erster Stelle zu stehen: Keine Panik und erst recht keine Panikreaktion!

Danach muß eine Bestandsaufnahme erfolgen. Die Erstellung einer bestmöglichen eigenen Krankengeschichte, die Fixierung eines exakten neurologischen Bildes und eine moderne Diagnosesicherung muß festgehalten werden. Sie bietet die Möglichkeit, in späteren Jahren Vergleiche zu ziehen, die über Fortgang der Erkrankung saubere Angaben zulassen, somit der Prognose.

Bislang vorhandene Lebensrhythmen müssen nicht aufgegeben werden, sie sind jedoch der Krankheit anzupassen! Praktisch heißt das – körperliche Anstrengungen, sportliche Belastungen, ständige Überarbeitung – nach dem Motto: Ich muß in einer bestimmten Zeit noch etwas erreichen – sind ab sofort zu unterlassen. Der in Abwehrsituation befindliche Körper benötigt Ruhepausen, mehr als bisher. Neben körperlichem sollte auch seelischer Streß vermieden werden. Ständige Unruhe – permanente Aufregungen führen zu einer Schwächung des Immunsystems!

Dem Tages- wie Lebenslauf müssen die »Adrenalinspritzen« genommen werden.

MS-Patienten sind meist jung und stehen in der Blütezeit des Lebens. Meist eh schon sehr sensibel neigen sie dazu, diese Eigenart übertrieben zu entwickeln. Übersteigerte Selbstbeobachtung, übermäßige Kritik an sich und der Umgebung führen oftmals zu heftigen, überzogenen Reaktionen. Diese Muster sind aber Streß, unnötiger Streß. MS-Patienten müssen sich davor hüten, jede kleine Veränderung oder Reaktion ihres Körpers der MS zuzuordnen. In vielen Fällen kommen andere Ursachen in Betracht. MS-Patienten schließlich sind keine Sonderform des menschlichen Daseins! An das familiäre Umfeld meine Bitte: MS-Patienten benötigen kein Mitleid, aber Hinwendung, Verständnis, Zuneigung. Letztere sind Hilfe, die Geborgenheit und mithin Sicherheit vermitteln.

MS-Patienten sollten ihren Lebensstil dahingehend ändern, bewußt und gesund zu leben. Praktisch heißt das, ihre Ernährung auf natürliche, möglichst umweltgesunde Form umzustellen. Praktische Ratschläge hierzu werden in Kapitel 11 gegeben.

Der Umgang mit Schadstoffen jeder Art ist ebenso zu vermeiden, wie Genußgifte – etwa Rauchen oder Alkoholkonsum. Neben den bereits bekannten Risiken sind Rauchen und Alkohol potente Radikalbildner, wobei Alkohol zudem eine zellgiftende Wirkung auf alle Zellstrukturen des menschlichen Körpers ausübt!

MS-Patienten benötigen einen engeren Kontakt zu ihrem Therapeuten. Gerade in der Zeit nach Diagnoseabsicherung wird ein guter Kontakt der Verunsicherung der Patienten entgegenwirken.

Eine allmähliche komplette Information über die Krankheit wird zu einer verbesserten Anpassung des Patienten an die Krankheit führen.

Der Weg zu einer Selbsthilfegruppe fällt anfangs schwer, hat aber noch keinen gereut. Viele haben in diesen Gruppen einen Rückhalt gefunden, den sie weder bei ihrem Arzt noch in der Familie fanden. Eine Information über die nächstgelegene Gruppe ist allemal kein Fehler!

Beim Auftreten neurologischer Ausfälle sollten sofort gymnastische Übungen auf neurophysiologischer Basis aufgenommen werden. Hierfür besonders ausgebildete Therapeuten sind stets in der Umgebung erreichbar. Diese Übungen dienen der Funktionserhaltung oder auch Wiedergewinnung. Die Übungen sollten sich nicht nur auf die Stunden beim Therapeuten beschränken, sondern müssen zu Hause regelmäßig und intensiv nachgearbeitet werden.
Weitere persönliche Maßnahmen: Sanieren Sie Fokalherde! Solche sind chronische Entzündungsherde wie Tonsillen, Nasennebenhöhlen, Mittelohrprobleme oder auch Zähne. Ein chronischer Entzündungsherd belastet ihre körpereigene Abwehrleistung und die benötigen sie für die Grundkrankheit. Lassen Sie Pilzinfektionen an Nägeln sanieren, achten Sie auf Infekte im Urogenitalbereich, was meist die weiblichen Patienten mehr betrifft.

Noch ein paar Worte zur sogenannten Fokalsanierung: Wie bereits ausgeführt ist hierunter eine Sanierung chronischer Infektionsherde im gesamten Körperbereich zu verstehen. Hierbei sind Infekte »oberhalb der Gürtellinie« führend, wie etwa Zähne, Nasennebenhöhlen, Mandeln, Ohren usw.
Im weitesten Sinne gehören zu »Fokalherden« auch scheinbar gesunde Zähne, nämlich solche die plombiert sind. Hierbei kommt es insbesondere auf die Art des verwendeten Füllungsmaterials an. Zahnplomben aus Edelmetallen oder Porzellan bieten in der Regel keine

Probleme. Anders verhält es sich jedoch mit der – inzwischen sehr umstrittenen – Amalgamfüllung.
Wiederholt bestätigten mir MS-Patienten auf gezielte Fragen, vor einem Schubereignis oder einer Progression Zahnschmerzen verspürt zu haben, ebenso Temperaturempfindlichkeit gegen Wärme und Kälte. Später durchgeführte Untersuchungen zeigten keinen krankhaften Befund an den beschriebenen Zähnen, jedoch ausnahmslos *alle* Zähne waren mit Amalgam gefüllt.
Meine ersten Überlegungen gingen in Richtung »Spannungsreihe«. Hierunter versteht man eine bestimmte chemische Anordnung der Metalle. Ich postulierte zunächst elektropathophysiologische Einflüsse. Nach einer in 1989 erschienenen Arbeit wurden meine Vermutungen bestätigt, jedoch mit einer wissenschaftlichen Information höchster Brisanz.
Amalgame entstehen durch Zusammenmischen etwa gleicher Gewichtsanteile von Legierungspulver und Quecksilber. Hierbei enthält das Legierungspulver ca. 3% Quecksilber. Während des Füllvorganges, des Bruchs oder auch Entfernens einer Plombe werden verstärkt Metalle freigesetzt und in Organen gespeichert, womit der Weg zu einer chronischen Vergiftung gebahnt ist.
Zunächst bemerken Patienten nichts. Nach einer mehrjährigen Zeit – und natürlich auch abhängig von der Anzahl der Plomben – treten schleichende Vergiftungserscheinungen auf, die sich besonders in
Kopfschmerzen (Migräne),
Schlafstörungen,

Gedächtnisstörungen,
Nervosität,
Zittrigkeit,
psychischen Störungen
zeigen. Besonders betroffen sind zudem sensible, nervöse Patienten. – Wer von den MS-Patienten ist dies *nicht?*

Interessanterweise passiert das Quecksilber die BHS und wird sodann im ZNS deposiert, mit einer biologischen Halbwertzeit von *18 Jahren!* Diese besagt, daß – nach Herausnahme der Amalgamfüllungen – erst nach 18 Jahren die Hälfte des deposierten Quecksilbers wieder abgebaut ist.

Was ist zu tun? – Zunächst sollten MS-Patienten, wenn möglich, Amalgamfüllungen entfernen lassen. Danach muß eine Urinuntersuchung auf Quecksilber erfolgen (Fachlabor!). Mittels einem Komplexbildner (DMPS ≙ Dimaval®), der vom Arzt mit 4 mg/kg Körpergewicht intravenös verabreicht wird, kann ermittelt werden, ob eine toxische Anreicherung bereits stattgefunden hat. (Beweisend sind Werte nach Gabe von DMPS von über 50 µ/l). Eine mögliche Therapie muß danach über eine fraktionierte Verminderung des Quecksilber mittels DMPS erfolgen. Dies kann mitunter bis zu mehreren Jahren dauern, bis Normalwerte erreicht werden von ca. 4 µg/l.

Die Arbeit berichtet unter anderem auch, daß eine einzelne, große Amalgamfüllung pro 1 Jahr Einlagedauer Mobilisationswerte von 40 µg/l Urin erbrachten, 10 Füllungen Werte gar bis 2,565 µg/l. – Daß derartige Werte zu quälenden Beschwerden und massiven neurologischen Symptomen führen, wird wohl jedem Leser sofort klar! –

Vermeiden Sie Infekte jeder Art, schon gar virale Infekte – etwa eine Grippe. Dies bedingt u. a. eine stets »wetterangepaßte« Bekleidung. Die ersten Sonnenstrahlen im Frühling sind zwar warm, die Luft jedoch noch regelmäßig kalt!
Meiden Sie stets klimatische Extreme. Eine Sonnenexposition ist für die Krankheit ebenso abträglich, ja gefährlich, wie der unbedeckte Kopf bei hohen Minusgraden!
Meiden Sie bestimmte Medikamente – entsprechend der später aufgeführten Liste.
Weibliche Patienten fragen häufig nach Gefahren einer Schwangerschaft. Die Meinungen sind divergent. Statistisch sicher ist, daß nach Beendigung einer Schwangerschaft die Schubrate deutlich steigt, nicht aber während der Zeit der Schwangerschaft an sich. Dennoch rate ich stets von einer Schwangerschaft ab. Nicht nur wegen der postpartal erhöhten Schubrate, sondern insbesondere wegen der erheblichen körperlichen Belastung, die auf eine Mutter zukommt nach der Geburt des Kindes. Hinzu kommt eine vermehrte seelische Belastung der Patientin, welche aus der ungewissen Zukunft ihrer Krankheit resultiert – verbunden mit dem Älterwerden ihres Kindes.
Als »schönste Jahreszeit« gepriesen gilt die Urlaubszeit. Auch MS-Betroffene sollten regelmäßig Zeiten der Er-

holung einplanen. Sogenannte »Aktiv-Urlaube« mit Bergsteigen, anderen sportlichen Belastungen sind zu meiden. Extreme klimatische Zonen müssen als Zielorte ausscheiden.

Ich werde immer wieder nach möglichen Reisezielen für MS-Patienten angesprochen. Landschaftlich reizvoll und als klimatisch besonders geeignet kann ich an dieser Stelle die Insel Teneriffa erwähnen. Auf Los Cristianos – einem kleinen Fischerdorf – entstand die Kur- und Wohnparkanlage Mar y Sol. Diese Kuranlage hält besondere Einrichtungen bereit zur Betreuung von MS-Patienten wie auch Patienten aus dem Bereich der rheumatischen Erkrankungsformen. Zwischenzeitlich hat sich die »Küche« der Kuranlage – meinen Empfehlungen folgend – auf die von mir entwickelten Ernährungserfordernisse für MS-Patienten eingestellt.

Facit:

MS-Patienten sollten stets – in allen Lebenslagen und Bereichen – einen goldenen Mittelweg suchen, finden und diesen dann auch gehen.

Merksätze für MS-Patienten aus Kapitel 9.

- **Nach der Erstdiagnosestellung »MS« ist Vertrauen zwischen MS-Betroffenen und deren behandelnden Ärzten oder Therapeuten die Basis für einen aussichtsreichen Kampf gegen die Krankheit, wobei umfassende Krankheitskenntnisse auf ärztlicher Seite zu gewährleisten sind.**
- **Jeder MS-Patient sollte eine exakte und umfassende eigene Krankengeschichte und Familienanamnese erarbeiten.**
- **Der Lebensrhythmus sollte *überlegt* und *besonnen* der Krankheit angepaßt werden.**
- **Körperlicher und seelischer Streß schwächt das Immunsystem. Keine »Adrenalinspitzen«!**
- **MS-Betroffene sollten übertriebene Selbstbeobachtungen meiden.**
- **Gesunde Lebensführung heißt:**
  - **Umstellung der Ernährung.**
  - **Vermeidung von Umweltgiften.**
  - **Verbot von Genußgiften wie Rauchen und Alkohol.**
- **Anschluß an Selbsthilfegruppen bedeutet Hilfe, Geborgenheit, Aufklärung.**
- **Regelmäßige gymnastische Übungen verbessern und erhalten Funktionen.**
- **Fokalsanierung bedeutet:**
  - **Stärkung des eigenen Abwehrsystems.**
  - **Verbesserung der eigenen Chancen gegen die MS-Erkrankung.**

– Vermeiden von Zweitinfektionen erleichtert den eigenen Abwehrkampf gegen die MS.
– MS-Betroffene müssen Sonne und Kälte meiden, ebenso Hitze wie Sauna, heißes Baden oder Duschen.
– Weibliche MS-Patienten sollten auf eigene Kinderwünsche verzichten.
– Ein regelmäßiges, ausgeglichenes »Tagesprofil« wirkt innerlich ausgleichend.
– MS-Patienten müssen Desintegration und Selbstisolierung vermeiden.
– Regelmäßige Ruhephasen im Tagesablauf und Arbeitsablauf stärken den Körper.

10. Die neue – erfolgreiche Therapie

Die Grundlagen der neuen Therapie wurden in den vorausliegenden Kapiteln eingehend und erläuternd dargestellt. In den folgenden Abschnitten gehe ich direkt auf Präparate und Produktgruppen ein – wobei ich vergleichend – dem Leser Empfehlungen an die Hand gebe, die meinen Erfahrungen entsprechen und meine ureigenste Meinung darstellen.

10.1 Hochungesättigte Fettsäuren

Wie aus den Bereichen »Entzündungsmediatoren« berichtet, ist der Einsatz von Gammalinolensäure der bislang »logisch vernünftigste Weg« zur Unterdrückung der körpereigenen Bildungsfähigkeit von Entzündungsmediatoren. Die Gammalinolensäure – aus der weder Leukotriene zu bilden sind, zusätzlich sogar eine entzündungshemmende Substanz – das Prostaglandin PGE_1 – vom Körper produziert wird, kommt bevorzugt in bestimmten pflanzlichen Ölen vor. Besonders reich an Gammalinolensäure ist das Öl der Nachtkerze, welches bis zu 9 % dieser Fettsäure enthält. Nachtkerzenöle sind für MS-Patienten dennoch nicht empfehlenswert, da im Fettsäurengemisch bis zu 73 % Linolsäure vorkommen. Linolsäure sollte von MS-Patienten gemieden werden, ist sie doch der *obligatorische Vorläufer* der Arachidonsäure, die zur Bildung von aggressiven Prostaglandinen und Leukotrienen benutzt wird.

Der Vorteil der Gammalinolensäure im Nachtkerzenöl wird durch die Nachteile der Linolsäure um ein vielfaches übertroffen.
Dies dürfte auch der Grund für die bislang überwiegend negative Einstellung der Schulmedizin zu ungesättigten Fettsäuren sein, wobei Klarheit und Begründung die Biochemie nunmehr nachgeliefert hat! –

10.2 Omega-3-Fettsäuren

Wie bereits ausgeführt, ist dies die derzeit einzig machbare, vernünftige und wissenschaftlich begründete Möglichkeit, den entzündlichen Prozeß der MS allmählich, stetig und dauerhaft auf ein Niveau herabzuregulieren, daß eine sicht- und meßbare Verbesserung des »Entzündungsbildes« daraus resultiert. Dies werde ich später – an Hand eigener Daten – noch darlegen.
Die Verwendung von Omega-3-Fettsäuren unterliegt dabei den vorgenannten Einschränkungen und begleitenden Maßnahmen. Omega-3-Fettsäuren sind »Wirkbestandteile« von diversen Fischölpräparaten, die z. Z. in Deutschland angeboten werden.
Ich habe hierbei eine Anzahl dieser Präparate von einem bekannten Fachlabor untersuchen lassen. Neben der Tatsache erheblicher qualitativer Unterschiede – etwa Gehalte an Omega-3-Fettsäuren – Oxidationsprodukten – Cholesterin- und Vitamin-D-Gehalten interessierte vor allem auch der Vitamin-E-Gehalt, der für mich ein Maßstab für die Produktsicherheit ist.

Nachfolgende Tabelle (Seite 125) gibt einen Überblick über derzeit gängige Präparate mit Omega-3-Fettsäuren.

Aus den vorliegenden Vergleichsdaten ist unschwer zu erkennen, welches Präparat ich regelmäßig empfehle bzw. einsetze – Emepa 70.
Neben dem Argument der relativ hohen Konzentration von Omega-3-Fettsäuren, mithin niedrigen Tagesdosis an einzunehmenden Kapseln, hat dieses Präparat – gegenüber dem noch höher konzentrierten Fenico® – den Vorteil, 90 mg Vitamin E pro Kapsel als Oxidationsschutz zu enthalten. Dies gewährleistet mir eine hohe Produktsicherheit, die beim Einsatz an MS-Patienten unbedingt notwendig und stets zu fordern ist.
Ein paar allgemeine Gedanken zu dem Bereich »Fischöle« seien noch gestattet. Fischöle werden in Deutschland z. Z. als Nahrungsergänzung und Diätetikum feilgeboten. Die Bevölkerung wird dabei von einer gewaltigen Werbewelle überrollt, wobei ich sicher bin, daß kaum ein Verbraucher versteht, was es mit Fischölen und Omega-3-Fettsäuren tatsächlich auf sich hat. Nach meiner Erfahrung sind Omega-3-Fettsäuren hochaktive Substanzen mit einerseits hervorragenden Eigenschaften aber auch sicher einer zweiten Seite. Eine kritiklose Einnahme von Verbrauchern – werbepsychologisch gesteuert – halte ich für sehr bedenklich. Der Gesetzgeber sollte hier ordnend eingreifen und die Verwendung der Substanzen in die Hände der Therapeuten legen.
Dies bedürfte einer Regelung dahingehend, die Substan-

Vergleichsliste diverser Omega-3-Fettsäuren-Präparate

Präparat:	Kapselgröße in mg:	EPA in %:	DHA in %:	Vitamin-E mg/Kps.:	Vitamin-D i. E./g:	Cholesterin in %:	Tagesverbrauch in Kps./Tag: 1.-4. Woche: ca.1,5 g/Tag	ab 5. Woche: 900 mg/Tag	Empfehlenswert:
Ameu	500	17,2	14,0	21,5	436	0,87	20	12	nein
Bilatin-Omega	500	12,6	5,7	<33	86	1,01	22	14	nein
Eicosapen	750	17,5	8,3	1,33	179	0,22	11–12	7	bedingt*
Emepa 70	1000	36,0	26,0	90	nicht bekannt	<3 ppm/Kps.	4	3	sehr*
Feniko	1000	36,9	24,34	4,5	nicht bekannt	<3 ppm/Kps.	4	2	bedingt*
Lachsöl Dr. Schock	500	12,5	5,6	< 4	160	1,47	22	14	nein
M 500	500	15,4	10,4	27	232	0,96	20	12	nein
Omega-3-plus (Fisch-Zwiebel-Öl)	500	14,8	6,8	< 4	1728	1,03	20	12	nein
Vita-Kneipp Nordmeer-Fischöl-Kapseln	500	15,0	5,6	10	168	0,17	20	12	nein

Erläuterungen zur Vergleichsliste diverser Omega-3-Fettsäuren-Präparate:

Anmerkung des Verfassers:

Bezüglich der Tagesverbrauchsmengen möge der Leser die Analysedaten mit der jeweiligen Anzahl der Kapseln multiplizieren, bei 500-mg-Kapseln danach durch 2 dividieren, bei 1000-mg-Kapseln entspricht der Rechenwert den aktuellen Daten!

Erläuterungen:

Fettsäuren	: Angaben in %-Fettsäuren, bezogen auf Gesamtfettsäuren.
Cholesterin	: Angaben in ppm/Kapsel bedeutet bei < = kleiner 3 ppm = Gehalt unterhalb einer Nachweisgrenze.
Sonstige Angaben	: In %.
Eicosapen	ist bedingt empfehlenswert, da eine noch zumutbare Menge an Kapseln/Tag zu verbrauchen sind. Allerdings sind die Vitamin-E-Gehalte pro Kapsel meines Erachtens zu niedrig.
Emepa-70	ist deshalb sehr gut geeignet, da neben einer niedrigen Kapselverbrauchsmenge pro Tag ein ausgezeichneter Oxidationsschutz durch Vitamin-E besteht.
Feniko	ist von der Tagesverbrauchsmenge her sehr gut geeignet, jedoch mangels ausreichendem Oxidationsschutz mit Vitamin-E abzulehnen.

Merke:

Bei allen Fischölpräparaten kommt es – neben den bislang aufgeführten Prämissen wie: hoher Anteil Omega-3-Fettsäuren und Vitamin-E-Oxidationsschutz auf das Verhältnis von ungesättigten zu gesättigten Fettsäuren an. Dieses Verhältnis ist aber nur bei den Präparaten Feniko und Emepa 70 günstig. Weiterhin wirken sich die relativ hohen Cholesteringehalte der Präparate negativ aus, die aus der Anzahl der einzunehmenden Tagesrationen resultieren. Auch hier sprechen die Analysedaten nur für die Produkte Feniko und Emepa 70, wobei letzteres Präparat – als einziges Produkt – ausreichend mit Vitamin-E als Anti- und Autoantioxidans versorgt ist.

zen unbürokratisch freizugeben und einer ärztlich kontrollierten Anwendung zu überlassen. Die erheblichen Vorteile liegen auf der Hand, sind wissenschaftlich belegt und sollten nicht erst dem langjährigen Instanzengang beim BGA Berlin unterzogen werden.
England hat hier zukunftsorientiertes und patientennahes Denken und Handeln bewiesen, indem es die Omega-3-Fettsäuren freigab, zur kontrollierten Anwendung durch den staatlichen Gesundheitsdienst! –

10.3 Schalentierextrakte

Dieses Produkt existiert europaweit z. Z. nur in einer Version mit dem Namen DEMES. Der Extrakt wird in Kapseln zu 350 mg angeboten, enthält B-Komplex-Vitamine und 300 mg Schalentierextrakt. Nach vorliegenden analytischen Daten ist eine größere Menge an Glucosaminoglykanen darin enthalten, Spurenelemente, Omega-3-Fettsäuren sowie essentielle Aminosäuren. Somit besitzt die Substanz – ernährungstechnisch gesehen – die Fähigkeit, vorbeschriebene Mangelzustände an Glucosaminoglykanen auszugleichen.
Essentielle Aminosäuren und Spurenelemente sind ein sicher willkommener Nebeneffekt – was auch für die Omega-3-Fettsäuren gilt, wobei die B-Vitamin-Gruppe – unter Zugrundelegen einer mittleren Verbrauchsmenge von 2×2 bis 1×3 Kps./Tag ausreicht, den erhöhten Bedarf des MS-Patienten an B-Vitaminen abzudecken.

10.4 Selen

Selenpräparate werden derzeit von verschiedenen Firmen in Deutschland angeboten, ebenso in unterschiedlichen Darreichungsformen. In der Regel handelt es sich um Selenhefepräparate. Ich verwende z. Z. zwei Präparate:

a) *Selen ACE – Drg.*
(Selengehalt pro Drg. = 100 μg; hier ist eine vierwöchige Anfangsdosierung von 3 Drg./Tag zu empfehlen, ab der 5. Woche – als Dauerverbrauch – 2 Drg./Tag.)

b) Selenase® – Trinkampullen
(Selengehalt pro Ampulle = 100 μg; für die ersten 4 Wochen empfehle ich 2 Trinkampullen/Tag, ab der 5. Woche – als Dauerverbrauch – 1 Ampulle/Tag.

10.5 Vitamin E

Vitamin E ist der Sammelbegriff für diverse Abkömmlinge der Tocopherol-Familie. Alle Abkömmlinge haben eine bestimmte Vitamin-E-spezifische Wirkung.
Dennoch empfehle ich meinen Patienten, nur eine bestimmte Form von Vitamin E zu verwenden, die aus natürlichen Keimölen – welche übrigens auch die höchste biologische Aktivität besitzt. Dazu ist Produkten der Vorzug zu geben, die hochdosiert sind – einfach um die

Zahl der einzunehmenden Kapseln und Tabletten zu reduzieren. Ich empfehle meinen Patienten meist Spondyvit®, welches pro Kapsel 400 Einheiten Vitamin E aus natürlichen Keimölen enthält.
Da das Angebot an Vitamin-E-Präparaten sehr umfangreich ist, sollte sich der MS-Patient hier entsprechend von seinem Therapeuten oder Apotheker beraten lassen, wobei auf ein Produkt mit natürlichem Vitamin E Wert zu legen ist.

10.6 Begleitmedikation zur neuen MS-Therapie

Wie aus der Überschrift hervorgeht, haben die nachfolgend zu schildernden Maßnahmen eine therapiebegleitende Funktion. Sie dienen der Stärkung der allgemeinen Abwehrkraft des Patienten, der Verbesserung seiner körpereigenen Immunantwortfähigkeit, gehen deshalb auch auf bestimmte immunologische Probleme ein und basieren z. T. auf Erkenntnissen der Naturheilmedizin.
Als vor Jahren aus Kreisen medizinischer Einzelgänger, schulmedizinischer Abweichler und Naturheilkundiger der Begriff »Ganzheitsmedizin« geboren wurde und dieser erstmals im Bereich von Tumorpatienten zum Einsatz kam, lief ein mitleidiges Lächeln über die Gesichter von chemiegläubigen Professoren bis hin zu niederschmetternder Kritik, die teils zur Hetze wurde. – Klammheimlich wurde der Begriff inzwischen übernommen und interdisziplinäre onkologische Zentren betreiben heute »Ganzheitsmedizin«! –

So möchte ich die »begleitende Medikation« als einen Teil einer Art »Ganzheitsmedizin« für den MS-Patienten verstanden wissen.
Zur Verbesserung der Abwehrleistung empfehle ich ein Echinacea-Präparat. Es gilt hierbei die körpereigene Leistung dahingehend zu stärken, um möglichen Zweit- oder gar Dritterkrankungen besser zu begegnen.
Ich empfehle hierbei das Präparat Lymphozil®-forte in Form angenehm schmeckender Lutschtabletten, die ich mit 2 × 1Tbl./Tag dosiere.
Ein besonderes Präparat mit immunstimulierenden Eigenschaften, insbesondere bei viralen Prozessen, ist Delimmun®. Obwohl der Hersteller Warnhinweise bezüglich bestimmter autoimmunologischer Erkrankungen gibt, sind meine Erfahrungen bei MS positiv. Ich empfehle das Präparat – zumindest für die ersten 3 Behandlungsmonate mit einer Dosierung von 2 × 1 Drg./Tag.
Ein Präparat – mit inzwischen nachgewiesenen Immunkomplexzerstörenden Eigenschaften ist Mulsal®/Wobenzym®. Das Präparat enthält eine Reihe von Enzymmustern mit entzündungshemmenden Eigenschaften. Ich empfehle meinen MS-Patienten während der ersten 4 Wochen 2 × 2 Drg./Tag, ab der 5. Woche – als Dauerverbrauch – 1 × 2 Drg./Tag.
Amantadin ist eine Substanz mit virustatischen Eigenschaften. Eigentlicher Indikationsbereich ist die Parkinson'sche Erkrankung. Auf Grund rein theoretischer Überlegungen setzte ich Amantadin von Beginn meiner Therapie an mit ein und bin von der Wirksamkeit auch überzeugt. Ich verwende derzeit ein Präparat:

Amantadin-Ratiopharm

Als Dosierungsempfehlung gebe ich meinen MS-Patienten 2 × 1 Tbl./Tag an. In einzelnen Fällen mußte ich auf 3 × 1 Tbl./Tag erhöhen, in anderen Fällen genügten 1 × 1 Tbl./Tag. Hier sollte der jeweils zuständige Therapeut die Entscheidung herbeiführen.

Merksätze für MS-Patienten aus Kapitel 10.

- Zuverlässigkeit und exakte Einnahme von Medikamenten und Diätmitteln sind Grundpfeiler des Erfolges. Ernährungsumstellung und Begleitmedikation wirken ergänzend.
- Omega-3-Fettsäurenpräparate sind nur so gut, wie ihr Vitamin-E-Schutz und ihr Verhältnis von gesättigten zu ungesättigten Fettsäuren. Hierbei müssen die Hochungesättigten wie EPA und DHA deutlich überwiegen.
  – Empfehlung des Autors: Emepa 70
- Schalentierextrakte ergänzen – kombiniert mit B-Vitaminen – den Bedarf an Glucosaminoglykanen ebenso, wie den erhöhten Bedarf der B-Vitamin-Gruppe.
  – Empfehlung des Autors: DEMES
- Selen ersetzt den nachgewiesenen Mangel dieses Spurenelementes beim MS-Patienten und versetzt den Patienten in die Lage, ausreichende Mengen an Glutathionperoxydase zu bilden, dem wichtigsten körpereigenen »Radikal-Zerstörer«.
  – Empfehlung des Autors: Selen ACE Drg./Selenase® Trinkampullen
- Vitamin E, wichtiges antientzündliches und membranstabilisierendes System des Körpers. Man achte auf die biologische Aktivität und verwende Vitamin E aus natürlichen Keimölen.
  – Empfehlung des Autors: Spondyvit®

– Echinacea-Präparate stärken die körpereigene Abwehr.

– Empfehlung des Autors: Lymphozil forte Tbl.

– Bestimmte Enzymkombinationen zerstören zirkulierende Immunkomplexe.

– Empfehlung des Autors: Wobenzym® Drg./ Mulsal® Drg.

– Immunstimulierende Funktion mit Verbesserung des körpereigenen Abwehrsystems, bei viralen Prozessen, hilft vielen – nicht allen MS-Patienten.

– Empfehlung des Autors: Delimmun® Drg.

– Amantadin besitzt virustatische Eigenschaften, die der MS-Patient nutzen sollte.

– Empfehlung des Autors: Amantadin-Ratiopharm Tbl.

11. Richtige Ernährung und MS

Ein sicher oft und ausgiebig diskutiertes Thema. Wer die MS-Literatur studiert, wird immer wieder auf Sätze stoßen wie etwa folgenden: »Facit der kontrollierten Studie war, daß die Gruppe mit der XY-Diät keine signifikanten Unterschiede zur Kontrollgruppe aufwies!« – Sozusagen: Zitatende und damit »Ende der Diät«. Es sind dies typische Schlußfolgerungen – wie sie zu den verschiedensten Krankheitsbildern getätigt werden und häufig aus schulmedizinischen Zentren stammen, die sich gerne als »führend« bezeichnen und den Status von Meinungsbildnern besitzen.

Wer wagt da eigentlich, noch eine andere Meinung zu vertreten, oder gar noch öffentlich zu äußern. Nun denn, ich zähle mich zu jenen Unbequemen, die eine andere Meinung nicht nur haben, sondern auch vertreten.

Vorab Kritik an sog. Meinungsbildnern:

Behandlung einer Krankheit mit Diät wird stets geprüft – verglichen – ausgezählt mit Krankheiten wie Diabetes mellitus, Enzymdefekten kleiner Kinder, um nur einmal zwei zu nennen. Hier statistisch Relevanz zu zeigen ist sicherlich kein Kunststück. Mit den Prämissen werden regelmäßig auch andere Erkrankungsmuster angegangen, was meiner Meinung nach schon im Ansatz falsch ist. Der effektive Nutzen in einer Änderung der Nahrung ist dann als hilfreich einzustufen, wenn ein Globalkonzept zur Therapie besteht. Nur differente Ganzheitstherapien sind mit statistisch relevanter Antwort zu vergleichen. Herausgenommene Fragmente einer Therapie

sind oft – getrennt geprüft – alleine unwirksam, als Ganzes aber – sich ergänzend – durchaus wirksam.
So könnte manche »leidgeprüfte« Diätetik sich letztlich doch als hilfreich noch erweisen.
Beispiele »erfolgreicher« Ernährungsmuster:
Lange Jahre stand die medizinische Fachwelt ratlos der Tatsache gegenüber, daß in afrikanischen Ländern der Dickdarmkrebs eine praktisch unbekannte Erkrankung ist, während in Europa und USA diese Krebserkrankung unaufhörlich weiter in die Spitzengruppe der Tumorkrankheiten vorrückt.
Afrikaner, die ihren Lebensraum in europäische Länder verlegen, erkranken – nach einer Anpassungszeit von ca. 15 Jahren – prozentual ebenso häufig an dieser Krankheit wie die angestammte Bevölkerung.
Die Gründe dieses Phänomens wurden in den unterschiedlichen Ernährungsformen gefunden, mittels z. T. sprichwörtlich »anrüchiger« Untersuchungen. Man stellte fest, daß die täglichen Stuhlgewichte bei Europäern bei ~ 200 g/Tag lagen, hingegen bei Afrikanern bis zu 1,5 kg/Tag! – Die in Europa schlackenarme, hochenergetische Ernährung führt zu einer langsamen Darmpassage der Nahrungsstoffe. Die ballaststoffreiche, energiearme Ernährung hingegen zu extrem schnellen Darmpassagen. Hierdurch können insbesondere Abbauprodukte der Gallensäuren in afrikanischen Därmen nur kurzfristig auf Darmschleimhäute einwirken, hingegen bei europäischen langfristig, wobei in Europa noch Probleme der Darmträgheit hinzukommen.

Ein weiteres Beispiel:
Bekannt ist, daß Grönländer wie auch Japaner wesentlich seltener an Herz-/Kreislaufkrankheiten leiden als etwa Europäer und Amerikaner. Die Gründe sind auch hier plausibel darzustellen.
Während Amerikaner und Europäer zu fett, zu oft und zu reichlich essen, zudem bei weitem nicht an den Fischkonsum der Grönländer und Japaner heranreichen, werden einmal Fette minderer Qualität – sprich gesättigter Fettsäuren zugeführt, wobei die hochungesättigten maritimen Fette mit ihren Omega-3-Fettsäuren die bekannten Wirkungen bezüglich Senkung erhöhter Fettwerte – Triglyceride und Cholesterin – aufweisen zu den bereits vorbeschriebenen Verbesserungen der Blutfließeigenschaften.
Ein vor ca. acht Jahren begonnenes Gesundheitsprogramm in den USA mit Aufklärung der Bevölkerung zu Eßgewohnheiten zeigte bereits 5 Jahre nach Einführung erstaunliche Ergebnisse.
Mit der Bewußtmachung der Ernährung, Aufklärung über Zusatzprobleme wie Rauchen, konnte – parallel zum Anstieg des Fischverzehrs und Fischölen – nicht nur der weitere Anstieg der Herz-/Kreislauferkrankungen gestoppt, sondern eine Trendumkehr erreicht werden.
Einzig in Europa – führend die Bundesrepublik Deutschland – steigt die Zahl der Herz-/Kreislaufkrankheiten nebst Gefäßtoten weiter an. Neben traurigen Patientenzahlrekorden setzte sich dieser Krankheitsbereich – die 50 Milliardenkostengrenze durchbrechend – auch finanziell an die Spitze der Belastungen, Stand

1987, Tendenz weiter steigend. Beängstigend ist zudem, der Krankheitsbereich bricht in immer jüngere Jahrgänge ein – wie etwa 40. Lebensjahr!
Notwendige Konsequenzen wären relativ einfach zu ziehen. Ein nationales Gesundheitserziehungsprogramm ist einfach und effektiv machbar. Zu einer riesigen Aufklärungsaktion über AIDS hat man sich entschlossen und setzt Geplantes auch um, mit z. T. zweifelhaften Ratschlägen für Kondome u. ä. und sicherlich zweifelhaften Erfolgen, während gleichzeitig jährlich eine vielfach höhere Zahl an Bürgern dem Herztod zum Opfer fällt, mit atemberaubenden zweistelligen Prozentzahlen der Zunahme! –
Die beiden Beispiele mögen genügen. Ich will verständlich machen, daß sich nicht nur »Diäten« im herkömmlichen Sinne eignen, eine Krankheit positiv zu beeinflussen, sondern Umstellungen der Ernährungsgewohnheiten und moderne medizinische Erkenntnisse allgemein in der Lage sind, Krankheitsbilder zum Besseren zu wenden. In diesem Sinne werden sogar Voraussetzungen erfüllt wie sie in der deutschen Diätverordnung für diätetische Lebensmittel vorgeschrieben sind. Nur wäre es an der Zeit, daß Gesetzgeber und Gesundheitsbehörden endlich daran gingen, auch diesen Bereich zu reformieren. Noch immer klaffen große Lücken – sowohl im Bereich der zu definierten Krankheitsbilder (z. B. Rheumatischer Formenkreis, Herz-Kreislauf-Sektor), als auch den möglichen diätetischen Maßnahmen wie auch Diätprodukten. Dies führt immer wieder zu erheblichen restriktiven Maßnahmen staatlicher Überwachungsbe-

hörden, die – sei es aus Angst vor der Übernahme persönlicher Verantwortung oder auch eingeschränkter Kenntnisse bezüglich aktuellen Diätmöglichkeiten – brauchbare Diätmittel zu »nichtgeprüften Arzneimitteln« erklären.

Fazit:

Dem Verbraucher werden mögliche hilfreiche Diätmittel entzogen, brennende Gemeinschaftsprobleme bleiben ungelöst, der Diätmittelhersteller wird auf einen 10jährigen, zermürbenden Instanzenweg beim BGA (Bundesgesundheitsamt) verwiesen, der oft genug nur von den Industrieriesen zu finanzieren ist.
Bleibt eine vage Hoffnung in die Zukunft bei abnehmendem Optimismus angesichts zunehmender Bürokratisierung! –

Zurück zur Ernährung bei MS.
Versuche, diese Krankheit mit Ernährungsvarianten anzugehen, wurden häufig gemacht. Basierend auf der Erkenntnis verminderter Linolsäuregehalte wurde die Zufuhr dieser Fettsäure – bis heute – propagiert. Daß sich der MS-Kranke mit der Linolsäure ein krankheitsförderndes Eigentor schießt, dürfte dem Leser dieses Buches inzwischen klar sein.
Der erste Autor, der mit Erfolg und Überzeugungskraft eine Diät propagierte, war ein Dr. Evers, ehemals leitender Arzt einer MS-Fachklinik am Sorpesee. Auf Wunsch erhalten Patienten von dort kleine Informationsbroschüren mit Erläuterung der Ernährungsbesonderheiten.
Die nach dem inzwischen verstorbenen Arzt benannte

Diät baut auf chemiefrei angebauten, naturbelassenen Nahrungsbestandteilen auf bei modifizierter Fetternährung. Genußgifte sind – incl. Kaffee – nicht erlaubt, ebenso wertlose, rasch resorbierbare Kohlenhydrate und die daraus bereiteten Nahrungsmittel. Das Ziel des Kollegen war und konnte auch nicht die Heilung der MS-Krankheit sein, sondern – über verbesserte Stoffwechselfunktionen – die allgemeinen körperlichen Funktionen zu stärken. Und das gelingt mit dieser Ernährung ganz sicher.

Der Grundaufbau meiner »MS-Ernährung« beginnt mit den Bausteinen

a) Kohlenhydrate	→	Nahrungsanteil ~ 55 %
b) Fette	→	Nahrungsanteil ~ 30 %
c) Eiweiße	→	Nahrungsanteil ~ 15 %

Zu Anteil a) gilt:

Verboten sind sog. schnell resorbierbare Kohlenhydrate und »einfacher« Zucker.

Z. B. Zucker und Süßigkeiten incl. Schokolade, Gebäck, Torten, Kuchen, Weißbrot wie Brötchen.

Erlaubt sind alle »komplexen« Kohlenhydrate.

Z. B. Vollkornprodukte, etwa Vollkornbrote, Vollkornnudeln, Kartoffeln, Vollkornreis, Gemüse, Müslis, Obst.

Je naturbelassener die Salate, Gemüse und Obstsorten verzehrt werden, am besten noch in ungekochter Form, desto wertvoller die Vitamin- und Mineralstoffgehalte, um so aktiver die Ballaststoffe.

Denken Sie daran: Je intakter das verarbeitete Korn, um so besser der Vitamin-E-Gehalt!

Achten Sie auf möglichst biologisch angebaute Produkte. Neben geringerem Gehalt an chemischen Schädlingsbekämpfungsgiften können Sie mit höherem Mineralstoffgehalt rechnen.

Als Beispiel sei Magnesium angeführt:

Ähnlich wie die USA ist auch Deutschland zu einem Magnesium-Mangel-Land geworden. Jahrzehntelange künstliche Überdüngung hat die Magnesiumgehalte der Böden vernichtet. Mangelzustände im Mineralstoffbereich treten schleichend, fast unmerklich auf. Bis die Erkenntnisse in das Bewußtsein von Institutionen eingedrungen sind, vollzieht sich der Lauf einer Generation; Folgeschäden haben nicht selten viele Generationen zu tragen!

Zu Anteil b) gilt:

Zu unterscheiden ist zwischen tierischen und pflanzlichen Fetten. Neben hohem Kaloriengehalt sind Fette für die Resorption und Funktionsfähigkeit der fettlöslichen Vitamine A-D-E-K notwendig.

Obwohl es unbestritten ist, daß pflanzliche Öle mit möglichst hohen Anteilen ungesättigter Fettsäuren gesünder sind, etwa für Herz-/Kreislauffunktionen, Blutfettspiegel, müssen MS-Patienten hier Fette und Öle meiden, die hohe Anteile an *Linolsäure* enthalten. Somit scheiden hochwertige Margarinesorten ebenso aus wie Diät-Öle, z. B. Distelöl usw. So gut diese Produkte sein mögen, für den MS-Patienten bedeuten sie: Aufbau von Körperreserven zur Bildung der gefährlichen Arachidonsäure, dem obligaten Vorläufer aggressiver Entzündungsmediatoren.

Fazit:
Erlaubt sind für MS-Patienten:
Butter, tierische Brat- und Backfette.

Zu Anteil c) – Eiweiße tierischen und pflanzlichen Ursprungs:
Eiweiße sind die lebensnotwendigen Spender wertvoller Aminosäuren, dienen dem zellulären Aufbau und erfüllen umfangreiche Aufgaben.
Zu achten hat der MS-Patient dabei nicht nur auf die biologische Wertigkeit von Eiweißen, sondern auch Verträglichkeit.
Zwar sind Eiweiße pflanzlichen Ursprungs generell erlaubt, doch ist zu berücksichtigen, daß diese Eiweiße – in der Regel – eine biologische Wertigkeit bis ~ 80% haben. Um Defizite an bestimmten essentiellen Aminosäuren zu vermeiden, ist der Verzehr möglichst hochwertiger tierischer Eiweiße unumgänglich.

Nichtempfehlenswerte Eiweiße sind:
Schweinefleisch, Wurst vom Schwein – wie etwa besonders »Hausmacher-Wurstsorten«.

Empfehlenswerte Eiweißlieferanten sind:
Eiweiß vom Ei, Waren vom Rind, Kalb, Geflügel (Huhn, Hähnchen, Pute), Fischarten, besonders Raubfische wie: Forelle, Hecht, Lachs, Buttarten, Heringe.

Merke:
Zwei Fischmahlzeiten pro Woche liefern nicht nur wertvolles Eiweiß, sondern auch zusätzlich wertvolle Omega-3-Fettsäuren. Wurstwaren, Corned-Beef, Rinder-Tatar sowie Schinkensorten der Magerstufen sind erlaubt, ebenso Wildprodukte.
Milch und Milchprodukte jeder Art sind erlaubt, wobei die Magerstufen zu bevorzugen sind. Ebenso sollten Joghurtarten als Dressing für Salate benutzt werden.

Merke:
Achten Sie stets darauf, frische Lebensmittel zu verarbeiten unter Erhalt möglichst natürlicher Formen. 3 Haupt- und 2 Zwischenmahlzeiten sind erfahrungsgemäß bekömmlicher als etwa 3 große Mahlzeiten.

Getränke:
Erlaubt sind Mineralwasser, Kaffee, Tee, Obstsäfte und Gemüsesäfte – letztere in möglichst frischer Preßform!
Streng verboten sind jegliche alkoholische Getränke.
Zu meiden sind Instant-Getränke mit Stabilisatoren, Zuckergehalten etc.
Bezüglich anderer Genußgifte gilt ebenfalls ein Verbot, insbesondere für Rauchen – gleich ob es Zigarette, Zigarren oder Pfeife ist.

Merksätze für MS-Patienten aus Kapitel 11.

- **Ernährungsumstellung muß nicht Diät im »alten Sinne« bedeuten, sondern heißt:**
- **Anpassung der Ernährungsweise an Bedürfnisse der Krankheit unter Zugrundelegung aktueller wissenschaftlicher Erkenntnisse.**
- **Kohlenhydrate für MS-Kranke sollten »komplexer Natur« sein.**
- **Naturbelassene Produkte haben stets den besten Nährstoff-, Vitamin- und Mineralstoffgehalt.**
- **Ballaststoffe dienen einer gesunden Verdauungsfunktion.**
- **Fette dürfen absolut keine Anteile an Linolsäure enthalten! Somit scheiden hochwertige pflanzliche Fette und Öle für den MS-Patienten aus!**
- **Eiweiße müssen biologisch hochwertig sein, mit hohen Anteilen essentieller Aminosäuren.**
- **Bei Getränken sind Alkoholika, zuckerhaltige und Instant-Getränke mit Stabilisatoren zu meiden.**

12. Begleitende Therapiemaßnahmen

Im Rahmen der postulierten Ganzheitstherapiekonzeption müssen MS-Betroffene zunächst lernen, mit der Krankheit zu leben! Dies ist gewiß einfacher gesagt als getan. Mit der Einsicht in die eigene Erkrankung – in Verarbeitung des bislang in diesem Report vermittelten Wissens – ist der bisherigen Zukunftsaussicht der Erkrankung doch eine Art Spitze genommen. Somit sollte es möglich sein, ein inneres Gleichgewicht zu finden. Eine Einhaltung der vorbeschriebenen allgemeinen Lebensregeln bedeutet letztendlich keine Lebenscäsur, sondern führt zu einem ruhigeren, geregelten Lebensablauf.

Eine Umstellung des Lebensumfeldes des Patienten erleichtert die Integration des Patienten in seine Krankheit. Dies führt zwangsweise zu einer Stabilisierung in psychologischer Hinsicht und somit zu einer Stärkung immunkompetenter Antwortmechanismen des Körpers. Neben den hinzukommenden direkten Umstellungen und Therapieplänen sind Maßnahmen zu ergreifen, die – durch Unterlassung – einen Krankheitsfortschritt verhindern können. Hierzu gehören bestimmte Medikamentengruppen, die MS-Patienten *meiden* sollten. Solche Präparate sind einmal in der Lage, die Krankheit zu fördern – oder auch dahingehend negativ zu beeinflussen, daß Veränderungen von Stoffwechselfunktionen ausgelöst werden, die sich auf das Krankheitsbild negativ auswirken.

Nicht empfehlenswerte Präparate:

a) Penicillinpräparate und deren Abkömmlinge wie halbsynthetische Breitspektrumpenicilline.
b) Chloramphenicole
c) Cephalosporine
d) Cortisonpräparate als Langzeitmedikation.
e) Zystostatisch wirksame Mittel wie Azathioprin (Imurek®) und Cyclophosphamid (Endoxan®) o. ä.
f) Schmerzmittel mit narkotischer Wirkung und Schmerzmittel mit ASS = Acetylsalicylsäure.
g) Nichtsteroidale Antirheumatika.
h) H_2-Blocker
i) Anaesthetica
j) Psychopharmaka wie Beruhigsmittel, Schlafmittel.
k) Hormonpräparate – Östrogene, Anti-Baby-Pille.
l) Lebendimpfstoffe

Um mögliche Alternativen anzubieten zu den o. g. Präparategruppen, gebe ich den Patienten nachfolgend eine Auflistung an die Hand, die auch der Information der jeweiligen Therapeuten dienen soll.

a) – c) Tetracycline moderner Bauart,
etwa Doxycycline, Minocyclin.
Sulfonamide
Erythromycine und Makrolide.

d) Cortisonpräparate wie Methyl-Prednisolon und Dexamethason in kurzfristiger und hochdosierter Form.

f) Einfache Schmerzmittel wie Paracetamol.

h) Magenpräparate aus dem Bereich der Antacida

in Tabletten-Gelform, möglichst mit nur kurzfristigem Einsatz.

j) Pflanzliche Sedativa, etwa Johanniskrautextrakte.

k) Mechanische Verhütungsmittel, jedoch *keine* IUP ≙ Spirale. Bei letzterer besteht die Gefahr, daß der Kontrollfaden zu einer »Infektionsschiene« für Gebärmutter und Adnexe wird!

Naturgemäß wird jeder Patient auch stets noch individuelle Probleme mit diversen Substanzen haben. Es versteht sich von selbst, daß diese patientenspezifischen »Unverträglichkeiten« zu meiden sind.
Dies betrifft besonders den Bereich der rasant zunehmenden Allergien. Durch veränderte Umweltbedingungen, zunehmende Belastungen des Menschen durch Umweltgifte treten immer häufiger allergische Reaktionen auf. Diese betreffen den Respirationstrakt mit Ausbildung asthmatisierter Bronchitiden – wobei die Dunstglocken der Großstädte verstärkend wirken – ebenso wie multiple Hautreaktionen auf Waschmittel, Enzyme, Kosmetika, Seifen usw.
Allergien aber sind – pathophysiologisch gesehen – höchst aktive Formen von Entzündungen. Diese belasten das Abwehrsystem erheblich.

Deshalb gilt für MS-Patienten:
Meiden Sie Allergene (Substanzen, die Allergien auslösen), sorgen Sie für eine gesunde Luftfeuchtigkeit in ihrem Lebensraum (trockene Heizungsluft im Winter för-

dert die Allergiebereitschaft), wechseln Sie sofort ein Produkt, falls Unverträglichkeiten auftreten. Meist wird es notwendig, in diesen Fällen den Produkthersteller zu wechseln, da von Firmen oft gleiche Grundstoffe in unterschiedlichen Produkten verwendet werden.

Anmerkung:
Sollte eine manifeste Allergie gegen bestimmte Substanzen bestehen, wird häufig eine sog. Desensibilisierungstherapie angeboten. Diese Therapieform sollte der MS-Patient *meiden!*
Sie bedeutet über einen langen Zeitraum die Zufuhr »unterschwelliger« Allergendosen mit langfristigem »subakutem« Entzündungskampf des Körpers. Dies aber ist für die MS *abträglich!*

Merksätze für MS-Patienten aus Kapitel 12.

- **MS-Patienten sollten bestimmte Medikamente und Medikamentengruppen meiden.**
- **Bezüglich der aufgeführten Gruppen muß der Patient seinen Arzt oder Therapeuten um Rat fragen.**
- **MS-Betroffene sollten allergische Reaktionen vermeiden. Bei Allergien sollte erst die Suche nach dem Allergen erfolgen, danach ist dieses zu meiden. Eine Desensibilisierung ist nicht empfehlenswert.**

13. Zusammenfassung der neuen Strategie

MS-Patienten, die sich zu einer Änderung bisheriger »Therapieformen« entschließen, sollten sich darüber klar sein, nur eine strikte Befolgung vorgegebener Muster bietet eine Aussicht auf Erfolg. Dies setzt Willen und Durchhaltevermögen einerseits und konsequentes Verhalten andererseits voraus. Ich habe im Laufe meiner ärztlichen Tätigkeit oft erleben müssen, daß Anfangserfolge den Patienten zwar ermutigen und erfreuen, jedoch Gefahren lauern in Form von »raschem Vergessen« und schädlichem Übermut. Ergebnisse dieser Problematik sind aufgelockerte Verhaltensnormen – mangelhafte Medikation – ungenaue Diätmaßnahmen mit häufig daraus resultierender Verschlechterung des Krankheitsbildes. Dies führt zu seelischen wie körperlichen Rückschlägen, wobei oft genug, in frommem Selbstbetrug, die Schuldzuweisung Dritten zukommt.

Deshalb sollte jeder vorab prüfen, ob er Kraft zur Selbstkritik besitzt, eine Eigenschaft, welche diszipliniertes Denken und Handeln erst ermöglicht! –

Sodann erfolgt die aktuelle Bestandsaufnahme bei sich und im Familienkreis.

Dies gilt einmal für die beschriebenen allgemeinen Verhaltensnormen des Patienten selbst wie nächster Angehöriger bzw. einem Lebensumfeld allgemein.

Einen medizinisch-körperlichen Status – nebst neurologischem Akutbild, erstellt der patientbegleitende Therapeut. Danach muß eine allgemeine »Herdsanierung« erfolgen, d. h. Ausschalten chronisch-entzündlicher

Herde, unter dem Aspekt der Stärkung körpereigener Abwehrleistung.

Die »innere« Auseinandersetzung mit der Krankheit führt zu seelischer Entlastung, die Regelung im Umfeld physischer Belastung bedarf der »Glättung« mancher Tagesspitzen. So werden Kräfte freigesetzt, die Auseinandersetzung mit der Krankheit besser zu bestehen.

Ein Anschluß an Kontaktgruppen erleichtert den Umgang mit der Krankheit.

Begleitende therapeutische Maßnahmen wie etwa Bewegungstherapie u. ä. haben intensiv und regelmäßig zu erfolgen! –

Die Durchführung der Medikation habe ich bereits intensiv beschrieben, ich erinnere an die unterschiedlichen Dosierungen der ersten vier Wochen zur anschließenden Dauertherapie.

Produkte	1. – 4. Woche	ab 5. Woche (Dauer)
Selen ACE oder	3 × 1 Drg./Tag	2 × 1 Drg./Tag
Selenase Trinkampullen	2 × 1 Amp./Tag	1 × 1 Amp./Tag
Vitamin E (400 i. E.)	2 × 1 Drg./Tag	1 × 1 Drg./Tag
Emepa 70	2 × 2 Kps./Tag	1 × 3 Kps./Tag
DEMES	3 × 2 Kps./Tag	1 × 3 Kps./Tag
Amantadin-Ratio	bis 3 × 1 Drg./Tag	1 × 1 bis 2 × 1 Drg./Tag

Begleitende therapeutische Möglichkeiten sind ausführlich vorbeschrieben und sollten möglichst genau befolgt werden.

Halten Sie sich stets an die Verhaltensmaßregeln, ich erinnere an Temperaturbelastungen wie etwa Sonne – strenge Kälte! Hierzu gehören letztlich auch Tempera-

turbelastungen wie Saune, heißes Baden oder Duschen. Extreme sind für MS-Patienten stets gefährlich!
Vermeiden Sie Infekte, denken Sie stets an die Ernährungsregeln und bleiben Sie »hart«, auch wenn eine Versuchung noch so groß ist!
Geht es Ihnen besser – werden Sie nicht leichtsinnig. Bemerken Sie, daß die symptomfreien Intervalle größer werden und akute Schübe an Heftigkeit verlieren, dann sind Sie dem gemeinsamen Ziel einen großen Schritt näher gekommen.
Wer einen neuen Krankheitsfortschritt miterlebt, sollte sich daran erinnern: Kortison hemmt die Entzündung rasch und intensiv, wenn:
1. hochdosiert und
2. kurzfristig gegeben.
Bei längerer Verwendung sind nicht nur Schäden möglich, sondern sicher, bei absolut nicht nachweisbarem Therapie-Effekt auf die Verlaufsform der MS – gleich welcher Art auch immer.
Einhaltung vorgegebener Lebensnormen birgt den Erfolg, nimmt Angst vor Krankheit wie auch düsterer Zukunft, schafft Sicherheit und Mut, die Krankheit zu besiegen.

Ein jeder sage fest:
Ich will, ich kann und werde es schaffen!!!
Und niemals: Es hat ja doch keinen Zweck! –

Merksätze für MS-Patienten aus Kapitel 13.

- **Die »Neue Strategie« bedeutet für MS-Betroffene:**
  - **Innere und äußere Anpassung an die Krankheit.**
  - **Bestandsaufnahme für sich und die Familie.**
  - **Regelmäßige medizinische Betreuung.**
  - **Intensive, regelmäßige und ausdauernde Einhaltung begleittherapeutischer Maßnahmen.**
  - **Strikte Einhaltung der Medikation und Einnahme der Diätetika.**
  - **Korrekte Befolgung der Ernährungshinweise.**
  - **Kein Verzagen mehr, statt dessen:**

    Ich will – ich kann – und
    ich werde es schaffen!

14. Das Therapieziel

14.1 Erhaltung des labilen Gleichgewichtes

Jedem MS-Patienten wird nach »Studium« des vorliegenden Reports klar, daß seine Krankheit stets »primär chronisch« ist, gleichviel ob Schubform-Übergang, ob sog. chronischer Verlauf. Genetisch und viral ist aktuell nicht einzugreifen, für mich heißt dies, auf 1. Ebene.
Mit 2. Ebene muß die BHS (Blut-Hirn-Schranke) bezeichnet werden, der Ort wo die Entzündung losbricht. Hier wird und kann erfolgreich in das Geschehen eingegriffen werden, was die Zerstörungskraft auf 3. Ebene – dem Myelin – reduziert, dann unterbindet, woraus das Therapieziel folgert, Verlangsamung des Krankheitsfortschritts bis hin zum möglichen Stillstand.
So betrachtet steht ein MS-Patient auf schmalem Grat – in ständigem, instabilem Gleichgewicht. Die Erhaltung dieses Gleichgewichtes bedeutet Krankheitsstillstand – mit zunehmender zeitlicher Dauer dieses labilen Zustandes – verbessert sich notabene die Gesamtprognose der Krankheit. Gelingt es z. B. schubfreie Intervalle zeitlich nur bis zum Dreifachen auszudehnen, hat die Krankheit bereits ihren größten Schrecken verloren! –
Somit gilt es, dysbalancierende Faktoren auszuschalten oder völlig zu eliminieren! –

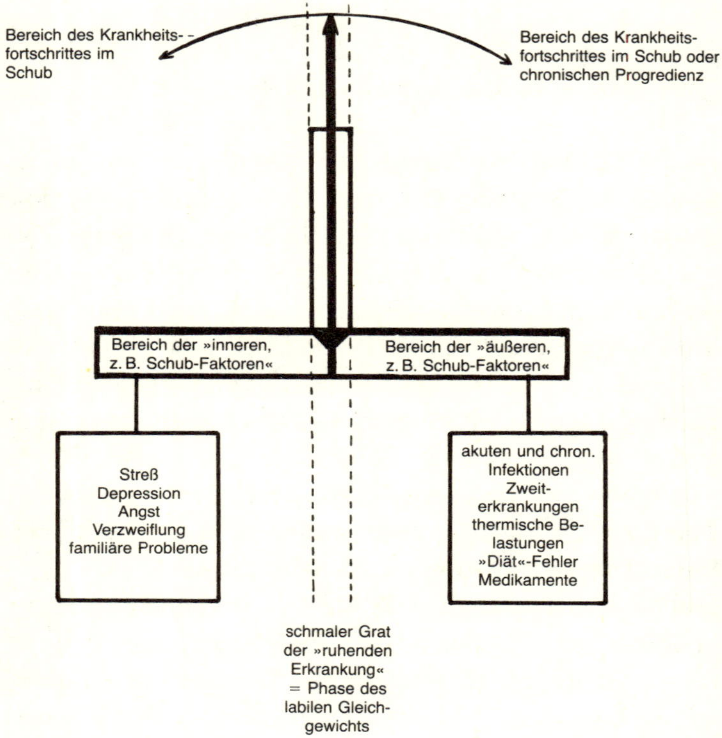

Bereich des Krankheits-
fortschrittes im
Schub
Bereich des Krankheits-
fortschrittes im Schub oder
chronischen Progredienz
Bereich der »inneren,
z. B. Schub-Faktoren«
Bereich der »äußeren,
z. B. Schub-Faktoren«
Streß
Depression
Angst
Verzweiflung
familiäre Probleme
akuten und chron.
Infektionen
Zweit-
erkrankungen
thermische Be-
lastungen
»Diät«-Fehler
Medikamente
schmaler Grat
der »ruhenden
Erkrankung«
= Phase des
labilen Gleich-
gewichts

14.2 »Down regulation«

MS-Patienten dürfen nie vergessen – auch nach deutlicher Besserung des klinischen Bildes und Verbesserung von körperlichen Funktionen – sie sind MS-erkrankt und bleiben dies bis zum Ende ihres Lebens.
Neben dem Ziel der Erhaltung des sog. »Labilen Gleichgewichtes« gehe ich nochmals kurz auf das Therapieziel »vor Ort« ein, die »down regulation« des krankmachenden Prinzips, der Entzündungsreaktion.
Mit Beginn vorbeschriebener Ganzheitstherapie wird – theoretisch entwickelt, wissenschaftlich bereits nachgewiesen und klinisch mit Erfolg erprobt – die Fähigkeit des Körpers langsam abgebaut, auf einen Entzündungsreiz auch mit Entzündungsreaktion zu antworten. Dies heißt im Klartext, bei konsequenter Anwendung vorbeschriebener Präparate wird es zwar durchaus noch zu Schüben oder Krankheitsfortschritt kommen, jedoch nimmt Angriffsstärke, Dauer des Entzündungsfortschrittes ab, bei gleichzeitiger Zunahme entzündungsfreier Intervalle.
Dies erfordert, daß dem Körper stets nur Substanzen zugeführt werden, die eine körpereigene Produktion der aggressiven Mediatoren unterbindet. Bei Abbruch z. B. der regelmäßigen Zufuhr von Omega-3-Fettsäuren wie Lockerung der Ernährungsregeln, wird regelmäßig nach ca. 4 Wochen der Körper wieder fähig sein, gefährliche Mediatoren erneut zu produzieren.

14.3 Eigene Ergebnisse

Eine exakte Darstellung der Ergebnisse mit entsprechenden statistischen Berechnungen und Daten würde zum einen den Rahmen dieses Reports sprengen und für den interessierten Leser wie MS-Betroffene nur schwer verständlich sein .

Ich beschränke mich deshalb auf die Darstellung einfacher und verständlicher Fakten. (Die kompletten bisherigen Ergebnisse stehen z. Z. in der Vorbereitung zur Veröffentlichung in der medizinischen Fachpresse, auf die ich verweisen darf.)

In fünf Fällen eines schubförmigen Verlaufes (Beobachtungszeitraum > 3 Jahre) konnten bei vorheriger Schubrate von 1,2 – bislang schubfreie Intervalle von durchschnittlich 31 Monaten erreicht werden, seit dem letzten definierten Schub. Ein Patient muß als »drop out« geführt werden. Grund: Ein nach schubfreiem Intervall von 28 Monaten durchgeführtes Kernspintomogramm zeigte keinerlei Verschlechterung gegenüber dem Befund der ersten Untersuchung, ebenso fehlten Aktivitätszeichen der Erkrankung. Der Patient verließ – berufsbedingt – den Einzugsbereich meiner Behandlung.

Im Falle eines extrem schweren Verlaufes einer primär chronischen MS wurden innerhalb von 36 Monaten drei – jeweils an Intensität abnehmende Kurzfortschritte registriert – die mit den vorbeschriebenen Mitteln beherrscht werden konnten. Der neurologische und urologische Befund ist auf dem Stand des Einstiegs in die Therapie, der augenärztliche Befund extrem gebessert.

Eine weitere Gruppe von 48 Patienten ist in die Therapie seit 13 Monaten integriert und registriert. In *keinem* Fall auch dieser Gruppe sind bislang Muster registrierbar, die ein Versagen beschriebener Therapie erkennen lassen.
Der Kritikpunkt an letzter Gruppe ist der Zeitraum. Doch der läßt sich statistisch durchaus sauber relativieren, um eine Hochrechnung auf z. B. 26 Monate zu ermöglichen. Die so gewonnenen Daten sind darstell- und auch nachvollziehbar.
Auf Grund der spezifischen Eigenarten der Erkrankung verbieten sich – aus ethischen Gesichtspunkten – Doppelblindversuche. Wer eine – wissenschaftlich nachvollziehbare, im Erfolg vorzeigbare Therapie entwickelt – und ermöglicht, einem bislang unheilbar Kranken helfen zu können, kann diese Menschen nicht in zwei Gruppen teilen. Die letzte Unsicherheiten ausschließenden Vergleichsstatistiken schulmedizinischer Dogmatiker bedeuten letztendlich hier, den raschen Fortschritt der MS-Erkrankung in der Placebogruppe (Patientengruppe, die *keine* Wirksubstanzen erhalten, sondern Präparate, die nur äußerlich den Wirkstoffpräparaten gleichen). Dies aber ist für mich nicht diskutabel!
Das gleiche Argument ließ mich im Schreiben zögern. Vielleicht ist doch der Zeitraum noch zu kurz, der Stillstand der Erkrankungsmuster temporär, Verbesserungen der Krankheitsbilder eine Häufung von über 50 Zufällen zugleich. Dazu die möglichen »Zufälle« von weiteren 30 Patienten, mit praktisch gleichen Besserungen seit ca. 6–7 Monaten Therapie.

Nun – diese konstruierten Zufallsraten sind genauso unwahrscheinlich, wie die verzeichneten Erfolge es *nicht* sind. Zudem heißt wissenschaftlich Denken, Handeln, erkannte neue Fakten der Chemie und Pathophysiologie mit altbekannten Daten zu verknüpfen.
Wird so ein biochemischer Ablauf logisch und zwingend nachvollziehbar, muß seine praktikable »Umsetzung« – zum Wohle des Erkrankten – rasch erfolgen.

Erläuterung zur Abb. Seite 160:
Im schubförmigen Verlauf kann mit einer relativ kurzfristigen »down regulation« der Erkrankung gerechnet werden.

Merke:
Je früher eine Behandlung einsetzt, umso effektiver ist sie, umso geringer sind neurologische Ausfälle und umso rascher gelingt eine Verminderung der Schubrate.

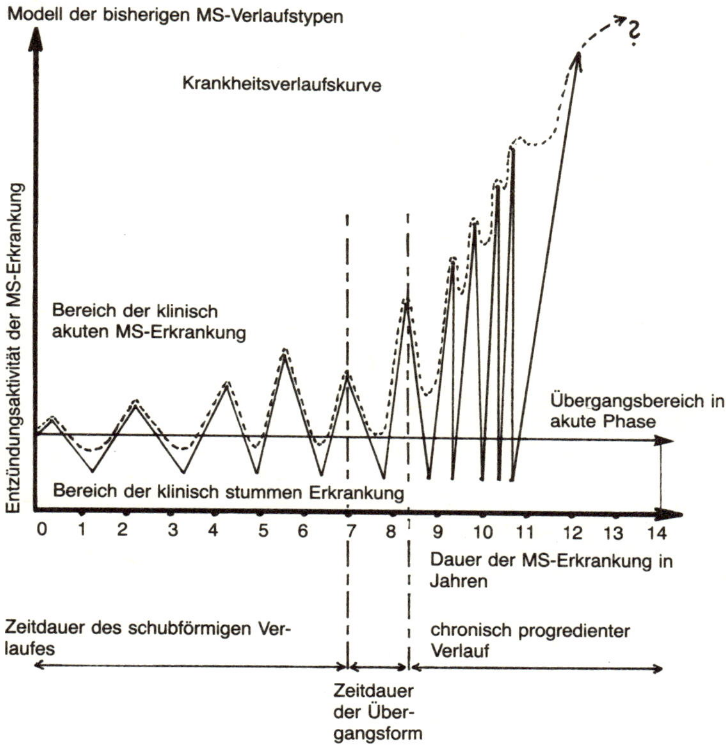
Modell der bisherigen MS-Verlaufstypen
Krankheitsverlaufskurve
Entzündungsaktivität der MS-Erkrankung
Bereich der klinisch akuten MS-Erkrankung
Übergangsbereich in akute Phase
Bereich der klinisch stummen Erkrankung
0 1 2 3 4 5 6 7 8 9 10 11 12 13 14
Dauer der MS-Erkrankung in Jahren
Zeitdauer des schubförmigen Verlaufes
chronisch progredienter Verlauf
Zeitdauer der Übergangsform

Modell der Verlaufsform einer schubförmigen MS unter »neuer Therapie«.

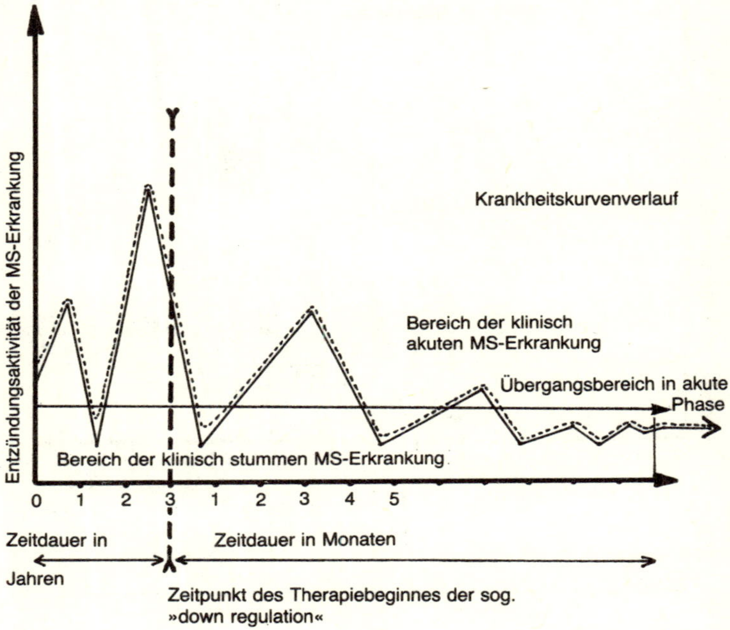

Modell der Verlaufsform einer chronisch progredienten MS unter »neuer Therapie«.

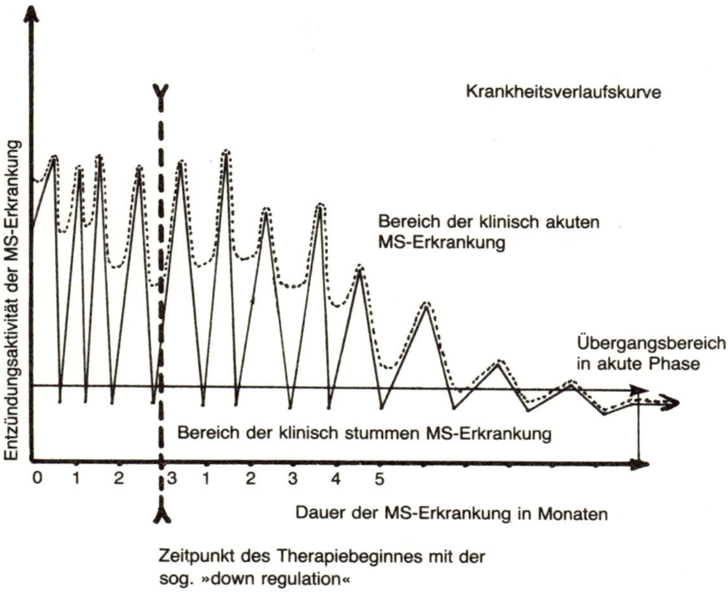

Erläuterung zum letzten Bild:
Im chronisch progredienten Verlauf muß mit einer monatelangen »down regulation« gerechnet werden, bis ein zunächst labiles Gleichgewicht hergestellt ist mit niedriger Aktivität, die vom klinischen Bild her als Progressionsstop imponiert!

Erfolgt danach ein klinischer Beweis im Rahmen relevanter Besserung, muß – unter der Prämisse bisheriger Therapiehilflosigkeit – der oder die MS-Betroffene umgehend von den Möglichkeiten einer neuen Therapie umfassend und verständlich informiert werden. Dies mein Motiv zu vorgelegtem Buch, in Überzeugung fest bin ich zu jeder Antwort und auch Diskussion bereit! –

14.4 Soziale Aspekte der neuen Therapie

Nach den bisherigen Ergebnissen kann davon ausgegangen werden, daß – bei konsequenter Durchführung der Therapie und »Umfeldmaßnahmen« – mittels einer allmählichen »down regulation« der Entzündung – die verschiedenen MS-Verläufe so zu beeinflussen sind, daß eine wesentliche Verlängerung schubfreier Intervalle bei abnehmender Entzündungsheftigkeit – in Fällen schubförmiger Verläufe – sowie eine Progressionsminderung bei chronischen Verläufen gelingt. Die bisherigen Daten berechtigen zur Annahme, wenigstens eine Verdreifachung von Zeiträumen zu erreichen.
Bei Zugrundelegen bisher bekannter statistischer Zeit-

verläufe heißt dies: Die mittlere Lebenserwartung von MS-Patienten erreicht durchschnittliche Vergleichsgruppen Gesunder.

Die Komplikation ist im Bereich bereits vorhandener neurologischer Ausfallsmuster zu sehen. Bei den in meiner Betreuung stehenden Patienten überwiegt eindeutig jene Gruppe von Patienten, die bereits massive pathoneurologische Bilder bieten. Wer selbst einmal forschungsmäßig tätig war wird bestätigen, daß regelmäßig bei Neuheiten in bislang »medizinisch undenkbaren« Gebieten, zunächst nur solche Patienten Rat und Hilfe suchen, die nahezu alle Möglichkeiten ausgeschöpft haben und nurmehr nach einem Strohhalm greifen. So war es auch bei meiner Therapie.

Hierbei ist festzustellen, daß Patienten – nach Eintritt der »Krankheitsruhephase«, d. h. nach erfolgreicher »down regulation« regelmäßig erstaunlich gute Funktionsrückgewinnungen zeigen. Dies betrifft augenärztliche, neurologische und urologische Funktionen gleichermaßen. – Für mich stellt sich die Frage, ob nicht doch regenerationsfähige, funktionsrückgewinnende Mechanismen existieren, die bislang unbekannt sind. –

Ich fühle mich hier erinnert an die langjährige gültige Meinung der Wissenschaft, daß im Knorpel keine regenerativ aktiven Mechanismen existieren. Heute ist klar, daß Knorpelstrukturen Lebenselemente mit regenerativer Potenz besitzen, die Chondrocyten. –

Funktionsverluste von MS-Erkrankten, deren Ursache in nackten Axonen zu finden sind, werden dort sicherlich keine Refunktion erleben. Doch bei nicht gänzlich

abgeschlossenem Demyelinisierungsprozeß scheinen aktive Regenerationen möglich! –
Dies bedeutet aber für die MS-Erkrankten allgemein: Je früher die vorbeschriebene Therapie zum Einsatz kommt, umso erfolgreicher wird und muß sie sein.
Dies kann ich zumindest an bislang fünf schubförmigen und einem primär chronisch-progredienten Fall nachweisen.
In diesen Fällen sind die Patienten voll arbeitsfähig, in ihren Leistungen absolut nicht eingeschränkt und gehen auch regelmäßig einer beruflichen Beschäftigung nach, wobei ich nochmals erinnere, daß es sich hierbei um statistisch gesehen relevante Zeiträume handelt.

Aus diesen Erkenntnissen muß folgender Vergleich abgeleitet werden:

A. 1. Bislang bedeutete MS für Betroffene:
Lebenszäsur;
Absturz in die Hoffnungslosigkeit;
Seelische Tortur;
Persönliche und Umfeldisolierung;
Sozialer Abstieg;
Quälendes Krankenlager;
Rollstuhlzeit;
Siechtum;

A. 2. Bislang bedeutete MS für die Gemeinschaft:
Medizinische Hilfe, letztlich ohne Effektivität;
Hohe Anfangskosten der Erkrankung;

Häufige, kostspielige Rehabilitationsverfahren letztlich ohne Effektivität;
Zunehmende Belastung der Kassen bei Krankheitsprogression;
Zunehmende Kosten im Krankengeldbereich;
Frühe Verrentung;
Hohe Kosten im Pflegebereich bis zur Schwerstpflege;
Ausfälle im Produktivbereich von Betrieben mit Belastungen betrieblicher Sozialstrukturen;

B. 1. Heute bedeutet MS für Betroffene:
Lebenszäsur;
keine Hoffnungslosigkeit;
Seelische Belastung, aber mit einer positiven Perspektive;
Keine persönliche – oder auch Umfeldisolierung;
Erhalt sozialer Strukturen;
Kurze Krankheitsphasen ohne extreme Dramatik;
Lange Erhaltung normaler Körperfunktionen;

B. 2. Heute bedeutet MS für die Gemeinschaft:
Medizinische Hilfe und Effektivität;
Keine höheren Kosten als in anderen Bereichen;
Keine häufigen Rehaverfahren mehr;
Erhebliche Entlastung der Kassen durch:
1. Verminderte Krankenhaustage
2. Verminderte Krankengeldkosten
3. Verminderte Kosten in Pflege- und Schwerstpflegebereich
4. Einsparungen bei Heil- und Hilfsmitteln;

Verminderung der Allgemeinbelastungen durch
1. Spätere Verrentung
2. Geringere Ausfälle im Produktivbereich von Betrieben.

Die Gegenüberstellung kann nur Hinweischarakter haben und muß somit unvollständig bleiben. Dennoch wirft sie ein Schlaglicht auf mögliche positive Folgemuster, die aus der neuen Therapie abzuleiten sind.
Auf dem aktuellen Preisniveau der von mir verwendeten Präparate – Stand Februar 1989 – errechnen sich die ungefähren Tageskosten – im Bereich der Dauermedikation – auf ca. 15,- DM/Tag und Patient. Bei einer möglichen Entwicklung spezieller Monats-Therapie-Packungen für MS-Patienten, sind diese Kosten sicher noch zu senken. Zudem wurden von mir ausschließlich die Preise von Marken-Qualitäts-Produkten zu Grunde gelegt.
Hierzu sei bemerkt:
Die von mir eingesetzten Produkte sind überwiegend Naturpräparate, z. T. sogar »nur Diätetika, die neben einer erwiesenen Wirkung – bislang – *keine* Nebenwirkungen zeigten.
Dieser Aspekt ist m. E. von erheblicher Bedeutung, da in fast allen medizinischen Bereichen heute Präparate eingesetzt werden, mit z. T. gravierenden Nebenwirkungen. Diese bedingen häufig enorme Folgekosten, die aus der Therapiebedürftigkeit solcher Nebenwirkungsmuster resultieren! Beispiele hierfür würden sicher die Seitenzahl dieses Buches verdoppeln! –

14.5 Verhaltensmuster und Reaktionen von Institutionen und Versicherungsträgern

Nach Bekanntwerden erster Therapie-Erfolge zeigten sich auch bald recht unterschiedliche Reaktionen. Die Spannweite reichte von Anerkennung über ungläubiges Kopfschütteln bis hin zu aggressionsgeladener Ablehnung. Im Kollegenkreis fand ich überwiegend zunächst reserviertes Interesse. Nach z. T. sehr eingehenden Gesprächen aber stets offene Ohren. Es dauerte nicht lange, bis interessierte Kollegen feststellen mußten, die Sache hilft – augenscheinlich – tatsächlich.

Nach der Phase der Neugierde und ersten Erfahrungen wurde ich mit Zuschriften und Anfragen überladen. Zunächst habe ich mich noch bemüht, Briefe und Fragen zu beantworten, sah aber bald ein, daß ein 24-Stundentag letztendlich nicht mehr ausgereicht hätte. – Nun ich hoffe, der vorliegende Report informiert so ausreichend, daß weitere Schreiben nicht mehr oder nur in geringem Umfang notwendig werden.

Mit recht negativem Erstaunen mußte ich feststellen, daß das Interesse seitens der Selbsthilfegruppen – mit wenigen Ausnahmen – sehr gering war. Möglicherweise hat man in diesem Bereich keine sonderlich positiven Erfahrungen gemacht – und mich samt meiner Therapie – zunächst in den Korb der medizinischen Außenseiter und Exoten gesteckt. Häufig werden solche Gruppen auch medizinisch beraten, wobei es dann auch eine Frage der medizinischen Kompetenz des Beraters sein kann.

Je qualifizierter der Gesprächspartner, umso erfreulicher und informativer wurden die Gesprächsinhalte. Hier fand ich positives biochemisches Wissen vereint mit krankheitsspezifischen Kenntnissen und Verständlichkeit meiner Darlegungen.
Mein Dank gilt an dieser Stelle einigen Neurologen und Internisten, die mich in meinen Ansichten unterstützen konnten, mithin mir selbst zu einer Stütze wurden.
Die »Begegnungen« und Erfahrungen mit Versicherungsträgern waren stets geprägt von fachlicher Ignoranz und bornierter Sturheit meiner Gesprächspartner. Anfragen zur Therapie wurden von mir offen beantwortet – ich erstellte gar ein ausführliches Exposé mit Gehalten der Therapie und Kostenstruktur. Obwohl für Ärzte geschrieben, erhielt ich dennoch immer wieder bereits mehrfach beantwortete Fragen gestellt. – Kassen, deren Versicherte den Erfolg persönlich dokumentierten – zunächst auch Kosten übernahmen – verweigerten diese im zweiten Anlauf mit Hinweisen auf die »gesundheitsreformierten« Umstellungen in Deutschland bis hin zum Argument: Natursubstanzen sind grundsätzlich nicht erstattungsfähig.
Wer einen solch erbärmlichen Einzelkampf noch nicht erlebt hat, wird ungläubig mit dem Kopf schütteln und vergißt die Argumentation.
Auf der einen Seite werden enorme Kosten akzeptiert und übernommen von Produkten, deren schädigende Wirkung jeder kennt, dazuzurechnen sind die Kosten der Beseitigung von Nebenwirkungen, andererseits lehnen unflexible, sture Bürokraten mit völlig fehlender

wissenschaftlich-fachlicher Kompetenz Substanzen ab, die einen Bruchteil kosten und deren Hilfe am Patienten nachvollziehbar ist.
Dies alles wäre akzeptabel – ja sogar entschuldbar – evtl. auch einzusehen, weil häufig die Entscheidungsträger fachfremd, somit Laien sind – doch regelmäßig stehen solchen Instituten ein Stab von Fachberatern aus der Medizin zur Seite, und der Aspekt erweckt in mir das Unverständnis.

14.6 Wünsche an die Zukunft

MS-Patienten müssen bislang nicht nur mit ihrer Krankheit leben, sondern auch mit der Realität, eine Randgruppe der Medizin zu bilden, deren wissenschaftliche Fortschritte meist im Rahmen anderer Forschungsarbeiten stattfanden, sozusagen als »forschungstechnische Abfallprodukte«. Die relativ kleine Gesamtzahl der Erkrankten bedingt die mangelhafte »Lobby«, so daß die Krankheit im Bewußtsein der Bevölkerung meist fehlt, dort wo bekannt meist ein Betroffener zu finden ist. Die Grausamkeit der Krankheit selbst, der fehlende Erfolg in Therapie und die bislang ausgesprochen schlechten Zukunftsperspektiven führten dazu, die Krankheit möglichst lange zu verbergen, zu verschweigen aus Angst vor frühen Konsequenzen im Beruf wie im übrigen sozialen Umfeld.
Ich wünsche mir mehr Ehrlichkeit für die Patienten, Verständnis – Hilfsbereitschaft – echtes Mitgefühl. Die

Krankheit muß zum Licht geführt und nicht zur isolierten Einsamkeit Betroffener werden.
Von den Betroffenen erwarte ich den Mut zu neuen Schritten, vor allem nicht erst dann, wenn Schäden kaum mehr reparabel sind.
Von staatlichen Behörden fordere ich nicht nur ein offenes Ohr, sondern aktive Unterstützung weiterer Arbeit. Die kann allein schon darin hilfreich liegen, nicht mehr verständnisfähige Hindernisse abzubauen. In Anbetracht des schweren Krankheitsbildes wäre dies bereits ein großer Schritt nach vorne.
Versicherungsträger sind Verwalter von Gemeinschaftseigentum und müssen dieses Eigentum auch regelrecht betreuen. Hierbei darf individuelle Flexibilität nicht untergehen, an ihr entscheidet sich sehr oft das Schicksal Einzelner. Der aber ist *lebendiger* Teil der Einheit, die füreinander einzustehen hat. Somit besitzt gerade er ein Recht auf Hilfe, wenn ihr Ergebnis wissenschaftlich nachvollziehbar ist, auch wenn der angebotenen Hilfe noch Ziffer oder Paragraphennummer fehlt. Gerade dann hat die Entscheidung *für* den Patienten auszufallen! –
Wozu Paläste, riesige Personalstrukturen, wenn doch nur gilt, was festgeschrieben ist und hilfreich – individuelle Reaktionen unmöglich werden – Utopie sind?! –
Für meine Therapieform wünsche ich, daß sie von anderen Kollegen erprobt, geprüft und kritisiert evtl. auch noch verbessert wird. Ich selbst bin überzeugt und fest im Glauben an Erfolg. Bei möglicher – großer und sog. fachlich-kompetenter Überprüfung stelle ich nur eine Forderung:

Die »Ganzheitstherapie-Bedingungen« sind streng und nach beschriebenen Mustern einzuhalten, damit Vergleiche einmal möglich, zum anderen nachvollziehbar werden.

Schließlich wünsche ich MS-Betroffenen Erfolg in meiner Therapie. – Mit Stillstand der Erkrankung erwachen hoffnungsvolle Zukunftsperspektiven! –
Voraussetzung hierzu sind Kraft und Disziplin sowie ein striktes Halten an beschriebene Regeln. Tritt Besserung ein und mit ihr Freude, sei dies Motiv und Ansporn für die Dauertherapie!

Merksätze für MS-Patienten aus Kapitel 14.

- **Erhaltung des »labilen Gleichgewichtes« bedeutet für MS-Betroffene:**
  - **Ausdehnung schubfreier Intervalle.**
  - **Verminderte Progression im chronischen Geschehen.**
- **»Down regulation« heißt für MS-Betroffene:**
  - **Allmähliche, langsame und sichere Verminderung der körpereigenen Fähigkeit, aggressive Entzündungsmediatoren produzieren zu können.**
- **Ergebnisse des Autors an eigenen Fällen zeigen, sowohl in über 3jährigen, wie 15monatigen Ergebnissen, das Prinzip der »Ganzheitstherapie« ist richtig, weil erfolgreich! Die Basis hierzu ist:**
  - **Wissenschaftlich logisch.**
  - **Wissenschaftlich belegt.**
- **Auf der Basis einer verbesserten Prognose sind die sozialen wie ökonomischen Aussichten deutlich verbessert.**
- **Eine Besserung im Krankheitsverlauf muß Ansporn sein zum festen Weitermachen. Freude darf nie zum Leichtsinn führen, denn der gefährdet die Dauerhaftigkeit eines Erfolges!**

Fachwortverzeichnis

Adrenalin: Hormon der Nebenniere mit hoher Wirkaktivität auf Herz-Kreislauf und Muskulatur. Gilt als sog. Streß-Hormon.

Aggressivität: Angriffslust, Angriffswut.

AIDS: Amerikan./engl. Abkürzung für: »Erworbene Immunschwäche«.

Akustisch: Über den Gehörsinn wahrnehmend.

Aktivität, biologische: Wirkungen einer Substanz im Organismus.

Alternativ: An Stelle von, aus anderer Sicht.

Aminosäuren, essentielle: Baustein für Eiweißsynthese des Körpers, der vom Organismus selbst nicht hergestellt werden kann, sondern mit der Nahrung zugeführt werden muß.
Als essentiell gelten: Isoleuzin, Leuzin, Lysin, Methionin, Phenylalanin, Threonin, Tryptophan, Valin.

Analyse: Aufschlüsselung eines Untersuchungsgutes mittels chemischer Methoden in seine chemischen Bestandteile.

Anamnese: Krankengeschichte – Darstellung aller medizinisch wichtigen Daten bis zur Entstehung einer körperlichen Funktionsstörung.

Antacidum (a): Präparate zur Neutralisation der Magensäure.

Antagonist: Gegenspieler; entgegengesetzte Wirkung erzielende Substanz.

Antigen: Substanzen, die – nach Inkorporation – im Körper eine immunologische Antwortreaktion auslösen und zur Bildung von Antikörpern führen.

Antikörper: Immunkörper, die zum Schutz vor Antigenen im Organismus gebildet werden.

Applikation: Verabreichung, z. B. in der Medizin von Medikamenten.

Aspekt, sozialer: Sozialer Gesichtspunkt.

Arteriole: Feinste und kleinste Verästelungen und Strombahnende der Arterien.

Arthrose: Degenerative Gelenk- (meist Verschleiß-) Erkrankung mit Knorpelzerstörung und schmerzhaften Funktionseinbußen.

Aufbrauchreaktion:	Reaktion, bei der es zum völligen Verlust einer chemischen Substanz kommt.
Autoaggression:	Gegen den eigenen Körper gerichteter Angriff.
Autoimmunkrankheiten:	Gruppe von Erkrankungen mit hoher immunologischer Aktivität, bei der das körpereigene Abwehrsystem Substrate entwickelt, die gegen bestimmte körpereigene Strukturen gerichtet sind, diese angreifen, mitunter auch vernichten.
BHS	Blut-Hirn-Schranke – Schutzsystem zwischen Blutbahn/Zentralnervensystem, welches nur bestimmte Substanzen für das ZNS passieren läßt.
Biosynthese:	Neubildung bestimmter Substanzen im lebenden Organismus.
Cäsur:	Einschnitt, lebensverändernder Moment.
Cerebrospinal:	Zum Gehirn und Rückenmark gehörend.
chemotaktisch:	Bezeichnung für das »Anlocken« von Zellelementen mittels chemischer Stoffe.

Cholesterin: Wichtigste tierische Fettsubstanz, welche im Blut, in Zellen, Lymphe und Galle vorkommt.

Chronizität: Langwierige, fortschreitende Verlaufsform z. B. einer Krankheit.

Defizit: Unterdeckung; gegenüber einem Normgehalt vermindert.

dekompressiv: druckentlastend

Depression: Form eines psychiatrischen Erkennungsbildes, welches mit Versagenszuständen, Hoffnungslosigkeit und schweren Ängsten einhergeht. Vielfältige Muster sind zu differenzieren.

Desensibilisierung: Therapieform aus der Allergologie, mit deren Hilfe – bei bekanntem Allergen – es gelingt, eine allergische Krankheit erfolgreich zu behandeln, durch behutsame Stimulierung des Abwehrsystems.

DHA: Docosahexaensäure
Omega-3-Fettsäure maritimen Ursprungs.

diametral: entgegenstehend

Diätetikum: Lebensmittel, welches den Gesetzen der deutschen Diätverordnung unterliegt und zur – »ernährungstechnischen Behandlung« von Krankheiten und Mangelzuständen geeignet ist.

Diffusion: Wanderung chemischer Substanzen von einem Ort hoher Konzentration zu einem Ort niedriger Konzentration durch ein Medium.

Disposition, z. B. genetische: Vorbestimmung, erbliche Veranlagung.

dogmatisch: Festhalten an überlieferten Sachverhalten, ohne die näheren Umstände überhaupt zu prüfen.

down regulation: Wörtlich: Herunterregulierung, sinngemäß: Von einem Zustand hoher Aktivität auf einen Zustand niedriger Aktivität regulieren.

drop out: medizin. Sprachgebrauch für: Ausscheiden aus einer Prüfung, Studie.

Dysfunktion: Fehlfunktion, Fehlsteuerung.

EAE: »Experimentelle allergische Encephalomyelitis«; künstliche – im Tierversuch reproduzierbare – Form einer Entzündung im ZNS, welche mit der MS vergleichbare Abläufe zeigt. Geeignet zur Erforschung der MS.

elektrophysiologisch: Darstellung und Registrierung von bestimmten Funktionsabläufen im Organismus mittels elektrischer Geräte bzw. durch Verwendung elektrischer Energie.

encephalitisch: Das Gehirn und Rückenmark betreffend.

Entmarkungskrankheiten: Oberbegriff für eine Anzahl von ZNS-Erkrankungen, die mit einer Zerstörung der Myelinscheiden der Nerven einhergehen.

Entzündung, reaktive: Sonderform einer Entzündung, meist mit immunologischer Aktivität, die als Antwort auf einen Reiz oder auch eine Infektionskrankheit auftritt.

enzymatisch: Durch Enzyme gesteuert; chemische Vorgänge, die durch definierte chemische Substrate ausgelöst, gesteuert, verstärkt oder geändert werden.

Enzymdefekt: Krankheit, die durch einen angeborenen oder erworbenen Mangel an bestimmten Enzymen (Fermenten, Hormonen) gekennzeichnet ist.

EPA: Eicosapentaensäure
Omega-3-Fettsäure maritimen Ursprungs.

essentiell: Vom Körper nicht herstellbar. Muß dem Körper von außen (meist mit der Nahrung) zugeführt werden. Immer lebenswichtig!

Erschöpfungsreaktion: Physiko-chemische Reaktion, bei der – meist energiereiche – Substrate verbraucht und aufgebraucht werden.

Erythrocyten: Rote Blutkörperchen.

Exposé: Wissenschaftliche Ausarbeitung.

Exposition: Ausstellung; Hervorstellung.

Facit (auch Fazit): Zusammenfassung des »Gehaltes« einer Ausarbeitung; Schlußfolgerung.

Fettsäuren: Anteil von Fetten und Ölen, die – verestert mit Glyzerin – zu Fetten und Ölen aufgebaut werden.

– gesättigte:	Enthalten keine Doppelbindungen, daher die Bezeichnung »gesättigt«, haben eine niedrige Zahl von Kohlenstoffatomen.
– ungesättigte:	Enthalten wenige Doppelbindungen, daher die Bezeichnung »ungesättigt«.
– hochungesättigte:	Hierzu zählen die essentiellen Fettsäuren pflanzlichen Ursprungs, z. B. Linolsäure und Linolensäure; enthalten größere Anzahl von Doppelbindungen.
– Omega-6-:	Haben ihren Namen daher, daß die erste Doppelbindung am sechsten C-Atom liegt (Linol- und Linolensäure).
– Omega-3-:	Hierzu zählen die essentiellen maritimen Fettsäuren EPA und DHA. Heißen deshalb Omega-3-Fettsäuren, da die erste Doppelbindung am dritten C-Atom hängt. Enthalten höchste Anzahl von Doppelbindungen!
Fibroblasten:	Vorstufen der Fibrozyten, spezielle Zellen des Bindegewebes.
Flexibilität:	Beweglichkeit, Biegsamkeit.

Fokalherd: Chronischer Entzündungsherd, meist subakut schwelend, der eine hohe krankmachende Potenz besitzt durch »Streueffekte« bzw. Auslösung rheumatischer Krankheitsbilder bzw. Nacherkrankungen!

Gallensäuren: Werden in der Leber aus Cholesterin gebildet und dienen der Fettverdauung.

genetisch: Erblich bedingt.

Gesichtsfeldausfall: Meist akuter Teilverlust der Sehfähigkeit – ein- auch doppelseitig – wobei das Sehvermögen außen, innen oder auch konzentrisch eingeengt bzw. aufgehoben ist.

Glucoproteide: Hochmolekulare sog. »zusammengesetzte« Eiweißverbindungen mit abspaltbaren Kohlenhydraten, Fetten. Anteil der sog. Grundsubstanz.

Glucosaminoglykane: Wichtiger Anteil der Grundsubstanz, der Lebensmaterie für Bindegewebe. 70% Anteil der Grundsubstanz.

Gonaden: Keimdrüsen

Granulocyten: (z. B. neutrophile, eosinophile) Weiße Blutkörperchen, entstammen dem Knochenmark. Entsprechend ihrer Anfärbbarkeit werden sie in Untergruppen eingeteilt.

HIV: Bezeichnung für eine Virus-Familie mit hoher Aktivität auf das menschliche Immunsystem.

hospitalisieren: In ein Krankenhaus zur Behandlung bringen.

Hypothese: Eine wissenschaftlich begründete Annahme.

Hysterie: Ausdruck einer abnormen Reaktions- und Verhaltensweise.

i. m.: Abkürzung für intramuskulär – Bezeichnung für Art einer Injektion.

Immunantwort: Antwort des menschlichen Abwehrsystems auf einen Reiz.

Immunkomplexe, zirkulierende: Serologisch nachweisbare Substanzen, die in Folge eines Immun- oder Autoimmunprozesses entstehen aus einer Verbindung Antigen/Antikörper.

Immun-stimulierend:	Verstärkung des menschlichen Abwehrsystems.
Immun-suppressiv:	Unterdrückung der Abwehrfähigkeit.
Impfstatus:	Auflistung der seit Lebensbeginn erhaltenen Impfungen (aktive und passive Impfungen).
Induktion:	Auslösung, Hervorrufen.
Infektions-modus:	Art und Weg einer Infektionskrankheit.
Infusion:	Einbringung einer größeren Menge flüssiger Substanz(en) in eine Vene oder Arterie über eine Tropf-Flasche.
inkorporiert:	In den Körper aufgenommen.
Intervall:	Zeitraum zwischen zwei Ereignissen.
Jahresprogres-sionsrate:	Bei MS → Fortschritt der Krankheit in einem Jahr gemessen am Verhältnis von Schweregrad/Dauer der Erkrankung. Der Schweregrad wird mit Hilfe der Bronx-Skala ermittelt.
Janusbild (Kopf):	Kopf oder Bild mit zwei Gesichtern.

Kaskade: Syn. für stufenförmigen Wasserfall, im Falle der MS soll damit verdeutlicht werden, wie aus einer Fettsäure (Arachidonsäure) – wasserfallartig – eine Vielzahl verschiedener, aggressiver Entzündungsmediatoren gebildet werden.

Keimblatt: Eine bestimmte Schicht aus der embryonalen Zellentwicklung. Es werden drei Keimblätter unterschieden, aus denen sich das komplette System »Mensch« entwickelt.

Kompartiment: Teil eines Ganzen.

Komplex: Vielgestaltiges Ganzes.

Komplexität: Vielgestaltigkeit

Kondom: Mechanisches, aus Gummi bestehendes Schutzmittel, zur Anwendung beim Mann. Dient der Schwangerschafts- wie Infektionsverhütung beim Geschlechtsverkehr.

Konsistenz: Festigkeit von Stoffen in verschiedenen physikalischen Formen.

konkurrierend: Im Wettbewerb stehend.

Konstellation: Umstände, Lage, Darstellung zu einem bestimmten Zeitpunkt.

konsumierend: Aufbrauchend im Sinne von »verbrauchend«. Im medizinischen Sprachgebrauch Bezeichnung für schwere Erkrankungen, etwa Krebserkrankungen.

Kortikosteroide: Chemische Verbindungen mit einem bestimmten chemischen Grundgerüst, verwandt mit den Nebennierenhormonen.

kumulativ: Sich in der Wirkung verstärkend.

Leukotriene: Biologisch hochaktive chemische Verbindungen, die aus einer hochungesättigten Fettsäure, der Arachidonsäure, gebildet werden.

Lipide: Fette

Liquor: Flüssigkeit, die im Hohlraumsystem von Gehirn und Rückenmark vorhanden ist. Ihre Zusammensetzung ermöglicht bei bestimmten Krankheiten des ZNS wertvolle diagnostische Hinweise.

Lymphozyten: Bestimmte Form kleiner weißer Blutkörperchen.

–T-Lymphozyt: Lymphozyt mit immunologischer Aktivität. Lymphozyten werden in bestimmten Geweben »kodiert«. Nach ihrem Kodierungsort erhalten diese Lymphozyten entsprechende »Vor-Buchstaben«.

Makrophagen: Große Zellen mit immunologischer Aktivität, auch sog. »Freßzellen« genannt, die Krankheitserreger, Zelltrümmer u. ä. aufnehmen und somit beseitigen können. Makrophagen sind Bindegewebszellen.

maritim: Aus dem Meer stammend.

Markscheiden: »Schutzhülle« der Nerven im ZNS.

Mediator(en): Vermittler, Beschleuniger.

Mesenchym: Mittleres Keimblatt des Menschen (siehe auch Keimblatt); auch Mesoderm genannt.

mesenchymal: Vom mittleren Keimblatt abstammend = mesodermalen Ursprungs.

Milieu: Umwelt; medizinisch ein Ort, der durch seine – neutrale, saure oder basische – Reaktion gekennzeichnet ist.

mikrobiologisch:	Die kleinsten Teile bzw. Vorgänge im Bereich der Biologie betreffend.
Modifikation:	Anpassung, Veränderung.
modifiziert:	Verändert, angepaßt.
Monocyten:	Spezielle großzellige weiße Blutkörperchen.
Multicenter Studie:	Eine überregionale – wissenschaftlich vielschichtige – Studie.
Muskeleigenreflex:	Durch Reiz (z. B. Schlag auf Sehne) auslösbare unwillkürliche Muskelverkürzung, die über einen Reflexbogen läuft. Neurologische Untersuchungstechnik zur Überprüfung der Intaktheit von Nervenleitungen.
Mutation:	Veränderung charakteristischer Merkmale zellulärer Informationen auf genetischer Basis.
Myelin:	Sonderform im Lipid und Proteinmuster der Markscheiden der Nerven. Ist innerhalb der Markscheiden der Nerven verteilt.

neuro-physiologisch: Ablauf mechanischer wie physiko-chemischer Vorgänge im Organismus unter besonderen neurologischen Gesichtspunkten.

NMR: »Nuklear-Magnet-Resonanztomographie«, moderne Untersuchungstechnik, bei der – mittels energiereicher Magnetfelder – Strukturen und Feinststrukturen des menschlichen Körpers sichtbar gemacht werden können.

obligatorisch: (z. B. Vor-Läufer im Biosyntheseweg) Heißt hier: Zur Bildung einer bestimmten Substanz kann nur eine einzige, klar definierte Substanz, verwendet werden.

Ödem: Ansammlung von Flüssigkeit in Geweben.

Oxidation: Chemische Reaktion in Verbindung mit Sauerstoff.

Panik: Schreck-, Angstreaktion.

Paracetamol: Sog. »einfaches« Schmerzmittel.

Parameter: Hilfsgröße, veränderliche oder konstante.

Pathophysiologie: Lehre von den »inneren Zusammenhängen und Abläufen« bei Krankheiten.

PCP: Primär chronische Polyarthritis, häufige und schwere rheumatische Erkrankung.

Penetrationsstärke: Durchdringungsstärke

penta-: fünf-

peri-: um, herum

Peroxid: chemische Substanzgruppe, die mit Sauerstoff hochaktive Verbindungen bildet, die eine starke Aggressivität auf Zellen besitzen.

Peroxydasen: Substanzen, die Peroxide »unschädlich« machen.

Phänomen: Erscheinungsbild

pH-Wert: Wasserstoffionenkonzentration – der sog. physiologische pH-Wert des Menschen liegt bei 7,14 (Neutralwert), unterhalb dieses Wertes reagiert eine Substanz sauer, oberhalb des Wertes basisch.

Placebo: Tablette ohne Wirkstoffgehalte.

Plasmazellen: Zellelemente mit immunologisch aktiven Aufgaben. Produzieren Antikörper, Globuline; gehören zu den Bindegewebszellen.

postulieren: Voraussetzen, eine Annahme aufstellen.

postpartal: Syn. postnatal; nach der Geburt.

Potenz: Fähigkeit, Kraft.

Präcursor: Vorläufer

Prämisse: Voraussetzung

Prävalenzrate: Aus lat. Prävalenz = Vorrang; bezeichnet hier die Anzahl erkrankter Personen auf 100 000 Einwohner zu einem festgelegten Stichtag.

primär: zuerst, in erster Linie.

Prognose: Voraussage eines Verlaufes; Aussicht einer Erkrankung in die eine oder andere Richtung.

Progressionsrate: siehe hier Jahresprogressionsrate.

Prostaglandine: Hochaktive, chemische Substanzen, die bereits in kleinsten Mengen große Reaktionen auslösen können.

Proteine: Hochmolekulare Eiweiße.

Publicity: (engl.) Öffentlichkeit im Sinne einer Werbung für...

Radikale, freie: Bestimmte Form von gefährlichen Entzündungsmediatoren mit hoher Zerstörungspotenz z. B. auf biologische Membranen. Radikalbildner sind u. a. Alkohol, Rauchen, ionisierende Strahlen, bestimmte chemische Substanzen in Umweltgiften etc.

Rehabilitation: Wiederherstellung, im medizinischen Sprachgebrauch Genesung von einer Erkrankung.

relativieren: Auf etwas bezogen, den Verhältnissen ~ der Verhältnismäßigkeit anpassen.

relevant: bedeutungsvoll

Remission: Rückgewinnung der Gesundheit nach Krankheit, Unfall o. ä.

resorbieren: Allgemein: aufnehmen; gilt für die Aufnahme von Nährsubstraten über den Magen/Darm ebenso, wie für Aufnahme von Stoffen (z. B. Cremes) über die Haut.

Resorption: Aufnahme von Stoffen.

Respirationstrakt: Kompletter Atmungstrakt des Menschen.

Sedativa: Beruhigungsmittel

Sensibel: Empfindlich, empfindsam.

Sensibilisieren: Begriff aus der Allergologie, bedeutet, daß der Organismus durch eine Substanz dahingehend beeinträchtigt wird, daß er zu einer immunkompetenten (allergischen) Reaktion fähig wird.

Sensibilität: Empfindungsvermögen

Serologisch: das z. B. »Blutserum« betreffend;

signifikant: Statistisch sicherer Unterschied im Ergebnis bei einer medizinischen Vergleichsuntersuchung, bei festgelegten Untersuchungsmerkmalen.

Slow virus: »langsamer« Virus; Bezeichnung für virale Krankheitserreger, die eine lange Inkubationszeit haben, auch gebräuchlich für Virusmutationen, die eine sog. Körpererstpassage benötigen.

Spastik: Erhöhte »Spannung« = Tonus der Muskulatur.

Spurenelement: z. T. lebenswichtige Elemente, die mit der Nahrung zugeführt werden, und ohne die ein organisches Leben nicht möglich ist.

status quo: Status wie vor.

Störung, motorische: Neurologische Störung im Bewegungsbereich.

Stoffaustausch: Austausch von Stoffen zur Zelle hin und von der Zelle weg.

subtil: Fein, scharfsinnig.

supprimieren: unterdrücken

symptomatisch: Nicht von der Ursache her behandeln, sondern nur vom jeweiligen klinischen Erscheinungsbild.

Systemerkrankung: Erkrankung, die ein komplettes Körpersystem betrifft, z. B. Immunsystem, Zentralnervensystem.

Tetra-: vier-

thermisch: Wärme-energietechnisch

Thrombozyt: Blutplättchen

Thromboxane: chemische Substanzen, die aus Membranlipiden von Thrombocytenmembranen gebildet werden und als obligatorischen Synthesevorläufer die Arachidonsäure haben.

toxisch: giftend

Trauma: Unfall, auf den Körper von außen einwirkendes, krankmachendes Ereignis.

Trien-: drei-

Triglyceride: Wichtige Fraktion der Blutfette.

vegetativ: Vom vegetativen Nervensystem ausgehend; im übertragenen Sinn steht vegetativ für labil, stimmungsschwankend und stimmungsabhängig.

Verdauungstrakt, oberer:	Syn. für Verlauf vom Mund, Speiseröhre, Magen, Zwölffingerdarm und oberer Dünndarm.
virustatisch:	Die virale Vermehrung hemmend.
visuell:	Mit dem Sehsinn wahrnehmend.
Vitamin K:	Wichtiges Vitamin für die Blutgerinnung, fettlöslich. Bei z. B. Nahrungsaufnahme bedingtem Mangel unterbleibt die Prothrombinbildung, wodurch die Blutgerinnung gehemmt wird.
Vordisposition:	med. Sprachgebrauch = Vorbelastung meist im Sinne von erblich belastet.
Venole:	Endstrombahngebiet bzw. Beginn des venösen Teils des Gefäßsystems, welches dem Herzen zufließt.
Wirtsorgan:	Das Organ oder Organsystem, in dem ein Erreger oder Parasit sich aufhält.
ZNS:	Zentralnervensystem, Syn. für die Einheit Gehirn und Rückenmark.
Zoster:	lat. Ausdruck für »Gürtelrose«.
Zwillinge:	Gleichzeitig im Mutterleib entwickelte Mehrlinge.

– eineiige:	Eine Eizelle, die durch eine Samenzelle befruchtet wurde, bei der sich zwei gleiche Keimanlagen ausbilden (25 % von Zwillingen).
– zweieiige:	Zwei gleichzeitig durch zwei Samenzellen befruchtete Eizellen, die sich einnisten (somit auch erbverschieden sind); ca. 75 % der Zwillinge.

Literatur

1 Lehninger, Albert L., *Biochemie,* Auflage 3, 1985

2 Siegenthaler, W., *Klinische Pathophysiologe,* Auflage 6, 1987

3 Arnason, B. G. W., Antel, J. P., Reder, A. T., *Immunoregulation in multiple sclerosis.* Ann. NY Acad. Sci. 436: 133–139, 1984

4 Aschoff, J. C., Lindner, U., Kornhuber, H. H., *Entmarkungsherde und Hirnatrophie im kranialen Computer-Tomogramm bei multipler Sklerose.* Nervenarzt 55: 208–213, 1984

5 Bayerl, J. R., Busch, W., Kuhnt, S., Radon, B., Brosch, A., *Paramedizinisches Therapieverhalten chronisch Multiple-Sklerose-Kranker.* Dtsch. Ärztebl. 82: 3189–3190, 1985

6 Davis, F. A., *The hot bathtest in multiple sclerosis.* In: Poser, C. M. (ed.) The diagnosis of multiple sclerosis. Thieme, Stuttgart, Stratton, New York, p. 44, 1984

7 Eylar, E. H., *Amino acids sequence of the basic protein of myelin membrane.* Proc. Natl. Acad. Sci. USA 67:1425–1431, 1970

8 Frick, E., 1979 *Immunologie des Demyelinisierungsprozesses.* In: Schmidt, R. M. (Hrsg.) Multiple Sklerose, Epidemiologie, Immunologie, Ultrastruktur. Fischer, Jena, S. 167

9 Frick, E., Stickl, H., *Zur Pathogenese der multiplen Sklerose – Antikörperabhängige Zytotoxizität von Lymphocyten gegen basisches Protein der Markscheide bei multipler Sklerose.* Fortschr. Med. 95: 2235–2242, 1977

10 Hoberg, B., *Stellenwert von visuell evozierten Potentialen und Liquor cerebrospinalis in der klinischen Diagnostik bei der Multiplen Sklerose.* Nervenarzt 56: 188–193, 1985

11 Kurtzke, J. F., *On the evaluation of disability in multiple sclerosis.* Neurology (Minneap.) 11: 686–694, 1961

12 Lisak, R. P., Zweimann, B., Burns, J. B., Rostami, A., Silberberg, D. H., *Immune responses to myelin antigens in multiple sclerosis.* Ann. NY Acad. Sci. 436: 221–232, 1984

13 Poser, S., *Klinik der Multiplen Sklerose.* Nervenheilkunde 3: 53–58, 1984

14 Reiber, H., *Eine aktuelle Darstellung des Liquorprotein-Profils zur Differentialdiagnose von Schrankenfunktionsstörungen und entzündlichen Prozessen des Zentralnervensystems.* Aktuel. Neurol. 7: 127–134, 1980

15 Sedwick, E. M., 1983, *Pathophysiology and evoked potentials in multiple sclerosis.* In: Hallpike, J. F., Adams, C. W. A., Tourtelotte, W. W. (eds.) Multiple sclerosis. Chapman & Hall, London, p. 117

16 Seidel, D., Schipper, H. I., Benecke, R., Will, C.-H., *Zusatzuntersuchungen bei Multipler Sklerose.* Nervenheilkunde 3: 59–65, 1984
17 Vervliet, G., Carton, H., Meulepas, E., Billiau, A., *Interferon production by cultured peripheral leukocytes of MS patients.* Clin. Exp. Immunol. 58: 116–126, 1984
18 Luley, C., Klein, B., Hanisch, M., Prellwitz, W., *Fettsäuren-Zusammensetzung und Peroxidationsgrad in Fischöl- und Lebertran-Präparaten.* Abt. f. Klin. Chemie und Laboratoriumsmedizin, Kliniken der Johannes-Gutenberg-Universität, Mainz. Arzneim.-Forsch./Drug. Res. 38 (II), Nr. 12, 1783–1786, 1988
19 Prof. Dr. med. Sailer, D., Abt. f. Stoffwechsel und Ernährung, Med. Univ.-Klinik Erlangen-Nürnberg, *Wie wirksam ist Fischöl?* Fortschr. Med. 106. Jg. 28: 13, 1988
20 Foerste, A., *Fischöl-Präparate – Zusammensetzung, allgemeine Bewertung und Einsatzmöglichkeiten.* Fortschr. Med. 106. Jg. 28: 48 + 51, 1988
21 SONDERBERICHT. Omega-3-Fettsäuren und Plättchenaggregation – Docosahexaensäure ist der potentere Inhibitor MWI – Med. Wiss. Informationsdienste, Neu-Isenburg, Red.-Leitung: Wilbrand Karin
22 KONGRESSBERICHTE – Beck, Erika. Nach Vorträgen beim 2nd European Workshop on Lipid Metabolism, München, 1987. Omega-3-Fettsäuren – Rp: zweimal Fisch pro Woche. Ärztl. Praxis XL. Jg., 27: 866, 2.4.1988
23 Hulley, S. B., Nationales Programm zur Senkung erhöhter Blutcholesterinwerte in den USA. Am. J. Obstet. Gynecol. 158 (1988) 6.2: 1561–1566
24 Agradi, E., Galli, C., Bedeutung der essentiellen Fettsäuren für die Entwicklung des Gehirns. Infusionsther. Klin. Ernähr., Suppl. 19: 128–139, 1988
25 Sailer, D., *Die Wirksamkeit moderner Diätetik ist experimentell belegbar.* Fortschr. Med. 106 (1988) 10: 204–207
26 Ungesättigte Fettsäuren, Entzündungsmediatoren und chronische Polyarthritis: neue Erkenntnisse und Perspektiven für die Therapie. rheumatherapie aktuell, 7. Jg., 3: 19–20, 1988
27 Grundlagen: Struktur und Vorkommen ungesättigter Fettsäuren, Regulation der Bildung von Entzündungsmediatoren. rheuma-therapie aktuell, 7. Jg., 3: 20–21, 1988
28 In vitro- und in vivo-Nachweis der Modifikation von Mediator-Vorstufen. rheuma-therapie aktuell, 7. Jg., 3: 21, 1988
29 Zur möglichen therapeutischen Bedeutung von EPS und DHLS bei chro-

nisch-entzündlichen Erkrankungen. rheuma-therapie aktuell, 7. Jg., 3: 21–23, 1988

30 Multiple Sklerose durch HTLV-Virus. Die Neue Ärztliche, 20: 1, 30. 1. 1989

31 Cornford, Ph. D., V. A. Southwest Regional Epilepsy Center 691–W127 B – V. A. Wadsworth Medical Center, Los Angeles, California und Department of Neurology, Reed Neurological Research Center, UCLA School of Medicine, Los Angeles, California. Zur Anatomie und Entwicklung der Blut-Hirn-Schranke. Sandorama, Was-Wie-Warum, 4: 9–15, 1988

32 Prof. Kunze, K., *Multiple Sklerose – Keine Angst vor der Lumbalpunktion.* Fortbildungsveranstaltung des Ärztl. Vereins Hamburg am 23. 2. 1988. Ther. d. Gegenw. 127 (1988) Nr. 5, S. 72

33 Prof. Dr. med. Gericke, D. (Berichterstatter), Renaissance der Makrophagen. Makrophagen in vielen Zellen – Aktivität erlaubt Rückschluß auf klinische Prognose. In: Kolloquium der Oberrheinischen Universitäten »Makrophagen und Immunität, Europarat, Straßburg 20. 3. 1987, organisiert durch: Bartholeyns, J., Fonteneau, P., Loor, F., Poindron, P., Stahl, K. W., – Strasbourg. Fortschr. Med. 105. Jg., 22: 48, 1987

34 Troiano, R., Cook, S.D., Dowling, P.D., Kortikoidtherapie der Multiplen Sklerose – Steroid Therapy in Multiple Sclerosis. Arch. Neurol. 44 (1987): 803

35 Prof. Dr. med. Stickl, H., Forum der Prophylaxe – Multiple Sklerose: Schubauslösung durch Impfungen? Forum d. Prakt. u. Allg.-Arztes, 26 (1987) 12: 437

36 Dr. med. Darkoh, G.S., Wiesner, R., Ganzheitlich-biologische Therapie der Multiplen Sklerose – Der Bio-Resonatorentest als Basis der Behandlung. Sanum-Post 11: 26–29, 1987

37 REPORT. Hypertonie, Diabetes, Multiple Sklerose: Trotzdem die Pille? – MS-Patientin: Keine Angst vor der Pille. Sexualmedizin, 11: 469–472, 1987

38 Ebers, G. C., et al. (Department of Clinical Neurological Sciences, University Hospital, London). Für multiple Sklerose erblich veranlagt. N Engl. J. Med., 315: 1638–1642, 1986

39 Neuhofer, C. H., Van Schaik, W., Pilotstudie zur enzymatischen Bestimmung zirkulierender Immunkomplexe im Serum von Patienten mit Multipler Sklerose. medwelt, 38: 1241–1243, 1987

40 Dr. Städt, D. (Klin.-Forschungsgruppe für MS der Max-Planck-Gesellschaft, Neurol. Kl. d. Univ. Würzburg), MS: Die Prognose ist nicht schlecht. Vorheft zur Videokassette puls 4/1987, S. 25

41 Pohlmann-Eden, B., Diagnose und Fehldiagnose der Multiplen Sklerose – Darstellung des diagnostischen Prozesses unter besonderer Berücksichtigung von Irrtumsmöglichkeiten. Z. Allg. Med. 64: 787–792, 1988
42 Kappos, L., Multiple Sklerose – neuere Erkenntnisse der Forschung. notabene medici 4: 189–192, 1987
43 Schrader, A., Neu, I. S., Multiple Sklerose. Münch. med. Wschr. 130 Jg., 6: 61/47, 1988
44 Scherb, W.H., Frey, G., Lampl, L., Kneip-Scherb, Kriebel, J. (Abt. Neurol. + Psychiatrie d. Bundeswehrkrankenhauses Ulm), Hyperbare Oxygenation im akuten MS-Schub – Therapeutischer Ausweg? In: Wehrmed. Monatsschrift, Heft 8 (1987), S. 354–358
45 Bhagavati, S., et.al. (State University of New York Health Science Center at Brooklyn), Retrovirus: Chronisch-progrediente Myelopathie. N. Engl. J. Med., 318: 1141, 1988. Selecta 44: 3051, 31. 10. 1988
46 Stewart, J.M., et al., Kernspintomographie: Höchste Sensitivität bei multipler Sklerose. Mayo Clin. Proc. 62: 174, 1987. Sandorama 1: 23, 1988
47 MS-Therapie – Immunsuppression bringt fast nichts. British & Dutch Multiple Sclerosis Azathioprine Trial Office (Dpt. of Neurology, United Medical & Dental Schools, Gay's Hospital, London: Doublemasced trial of Azathioprine in multiple Sclerosis. In: Lancet, II: 179–183, 1988
48 Kappos, L., Multiple Sklerose/Erklärung für den schubweisen Verlauf gefunden? – Modell der Pathogenese führt zu neuen Therapieansätzen bei MS. Ärzte Zeitung, 20: 16, 3./4. 2. 1989
49 Neu, I., Mallinger, J., Prosiegel, M., Wildfeuer, A., Mehlber, L., Ruhenstroth-Bauer,G., Multiple Sklerose: Leukotriene im Liquor cerebrospinalis. Münch. med. Wschr. 130. Jg., 6: 80–81, 1988
50 Schwerpunktthema: Spurenelemente. Das Wissenschafts-Journal Forschung und Praxis der Ärzte Zeitung, 7. Jg., 46: I–VIII, 1988
51 Hartfiel, W., Bahners, N. (Institut f. Tierernährung der Univ. Bonn, Abt.: Futtermittelkunde), Selenmangel in der Bundesrepublik Deutschland. Sonderdruck – Vitamine, Mineralstoffe, Spurenelemente in Med., Ernähr. u. Umwelt 2. Jg., 3: 125–131, Oktober 1987
52 Dr. Guischard, Andreas, Multiple Sklerose verlangt biologische Breiten-Therapie – Gute Erfolge bei Berücksichtigung aller Krankheitsfaktoren. Sanum-Post 6: 2–3, 1989
53 Neher, Klaus-Dieter, Multiple Sklerose: Aktuelle Diagnostik und Therapie. Z. Allg. Med. 65: 209–218, 1989
54 Neundörfer, Schimtigle und Soyka: Praktische Neurologie – von E. Frick: Multiple Sklerose. Edition Medizin VCH 1987
55 Daunderer, M., Quecksilbervergiftung durch Amalgam. Leitsymptom:

Kopfschmerzen. Forum d. Prakt. u. Allg.-Arztes 28, 3: 89–91, 1989
56 Barolin, Gerhard, S., Koppi, Stefan, Panayiotou Panayiotis, Welche »fraglichen ersten Schübe« entwickeln sich zur Multiplen Sklerose? – Retrospektivuntersuchung über 15 Jahre. – Z. Allg. Med., 65: 221–227, 1989
57 Reddy, E. P., et al. (The Wistar Institute of Anatomy and Biology, Philadelphia), Amplification and molecular cloning of HTLV-I sequences from DNA of multiple sclerosis patients. In: Science 243: 529–533, 1989
58 Multiple Sklerose – HTLV I: Star oder Statist im MS-Drama? Ärztl. Praxis 26: 850, 1. 4. 1989
59 Leukozytose bei MS. In Consilio. Medical Tribune, 13: 59, 31. 3. 1989
60 Kanig, K., Vitamin B_{12} ist unentbehrlich für markhaltige Nervenfasern. Ärztl. Praxis, 23: 770, 21. 3. 1989
61 Mc Donald, W. I., D. Barnes, Trends in Neurosciences 12 (1989), S. 376–379 aus »Die neue Ärztliche« Nr. 2443, S. 12 »Hochempfindliches Kontrastmittel markiert Hirnläsionen«.
62 Prof. Dr. K. Felgenhauser (Kolloquium im Max-Planck-Institut für Psychiatrie München) »Hochsensibler Antikörpertest auf Multiple Sklerose« aus »Ärzte-Zeitung« Nr. 239, Jahrgang 8 vom 19. 12. 1989.

Die Autoren

Dr. med. Uwe Fratzer wurde am 24. 12. 1942 in Nastätten im Taunus geboren, als dritter Sohn eines Juristen. Biologie, Physik und Chemie waren seine Schul-Lieblingsfächer.
1960 siedelte die Familie nach Worms am Rhein um, wo der Autor zwei Jahre später sein Abitur ablegte.
Das Medizinstudium absolvierte Dr. Fratzer an der Universität Heidelberg, seine klinische Ausbildung am Klinikum Mannheim der Universität Heidelberg, wo der Autor auch zum Dr. med. promovierte. Es folgte eine

mehrjährige Klinik-Ausbildung u.a. in Orsoy, Bad-Hersfeld und Moers in innerer Medizin und Arbeitsmedizin mit Schwerpunkt »Stoffwechselkrankheiten«.
Zahlreiche medizinische Veröffentlichungen sind Belege für die wissenschaftliche Tätigkeit des Autors.
Seit 1978 ist Dr. Fratzer – mit Frau und fünf Kindern – als praktizierender Landarzt tätig.
Hobbies: »Biochemie und Pathophysiologie der Problemkreise Bindegewebe und Fettstoffwechsel.«

Prof. Dr. Heinz Hoffmann, Amerikaner, war nach einem Medizin- und einem Ingenieur-Studium in Top-Positionen der US-Wirtschaft tätig. Neben dem kaufmännisch-technischen Wirkungskreis (u. a. auch bei der Entwicklung des Apollo-Weltraumprogramms) hat er seine medizinische Neugier immer auf aktuelle wissenschaftliche Erkenntnisse gerichtet. Hoffmanns erfolgreichste Bücher wurden in viele Länder bis nach China übersetzt. Zuletzt veröffentlichte er zusammen mit Kurt Beisel den VITAMIN-REPORT. Dieses Buch ist derzeit in der 2. Auflage (1989) lieferbar und enthält neueste Forschungsergebnisse über Vitamine, Mineralstoffe und Spurenelemente.

Anhang:

Liste der Präparate und Hersteller (Bezugsquellen):

I. Medikamente (verordnungs*pflichtig!*):

1. Amantadin-ratiopharm Tbl.
   ratiopharm GmbH, 7900 Ulm
2. Delimmun® Drg.
   Delalande Arzneimittel GmbH,
   5000 Köln 41
3. Fortecortin®-4 mg Tbl.
   E. Merck, 6100 Darmstadt 1
4. Urbason®-16 mg Tbl.
   Hoechst AG, 6000 Frankfurt 80

II. Medikamente (verordnungs*fähig!*):

1. Lymphozil® Tbl.
   Julius Redel Cesra-Arzneimittelfabrik,
   7570 Baden-Baden 19
2. Mulsal Drg. = Wobenzym Drg.
   Mucos Pharma GmbH & Co.,
   8192 Geretsried 1
3. Selenase® Trinkampullen
   G-N Pharm Arzneimittel GmbH,
   7000 Stuttgart 80
4. Spondyvit®
   Efeka Friedrich & Kaufmann
   GmbH & Co. KG. Arzneimittelfabrik
   Hannover, 3004 Isernhagen 1

III. Diätetika (unterliegen dem Lebensmittelrecht/ Diätverordnung):
(erhältlich in Apotheken)

Selen-ACE Drg.
Pharma Stroschein GmbH, 2000 Hamburg 61

IV. Diätetika + Ergänzungsnahrungsstoffe
(erhältlich nur direkt beim Hersteller)

1. Emepa 70 Kps.
   SUN-Vertrieb biologischer Naturwaren GmbH, Postfach 1467, 6719 Kirchheimbolanden
2. DEMES Kps.
   SUN-Vertrieb biologischer Naturwaren GmbH, Postfach 1467, 6719 Kirchheimbolanden

Vorwort zur 2. Auflage

Zwei Jahre nach Erscheinen hat sich der VITAMIN-REPORT durchgesetzt. Das »wertvolle Nachschlagewerk« (**DIE WELT**) ist zu einem »Standardwerk« (**Lebensmittelzeitung**) für kritische Verbraucher und Gesundheitsbewußte geworden.

Die Forschungsergebnisse aus den USA, über die wir in diesem Buch ausführlich berichten, haben inzwischen auch Deutschland und die hiesigen Praktiker im Gesundheitswesen erreicht. Die Wichtigkeit der hier vorgestellten Stoffe, anfänglich von einigen noch belächelt, wird inzwischen von ernstzunehmenden Fachleuten nicht mehr bestritten. Allein die Erfolge bei der Krebs-Vorbeugung sprechen eine zu deutliche Sprache.

Was das bekannte **HANDELSBLATT** am 30. 3. 88 über dieses Buch schrieb, gilt unverändert:

»Neueste Forschungsergebnisse renommierter Kliniken und Universitäten über das wichtige Ernährungsgebiet der Vitamine, Mineralstoffe, Spurenelemente und Aminosäuren haben die beiden Autoren Kurt Beisel, Deutschland, und Prof. Dr. Heinz Hoffmann, USA, für den Laien allgemeinverständlich in dem Buch **DER VITAMIN-REPORT** aufbereitet. Ärzte, Biochemiker und Ernährungsphysiologen kommen hier zu Wort, damit sich der Leser einen Einblick verschaffen kann, inwieweit die genannten Wirkstoffe in der Lage sind, Gesundheit und Vitalität günstig zu beeinflussen. Insbesondere sprechen die Autoren in dem Buch bestimmte Risikogruppen an, wie Sportler, ältere Menschen und Kantinenesser, die nach neueren Erkenntnissen oft eine Unterversorgung an diesen lebenswichtigen Stoffen beklagen.«

Abschließend nehmen wir eine Anregung gern auf, wonach neben den Ärzten auch die Apotheker mit Ratschlägen über dieses wichtige Gebiet stets zur Verfügung stehen.

München im April 1989
Autoren und Verlag

Beisel
Hoffmann

Der Vitamin Report

Gesundheit
Fitness
Vitalität

printul

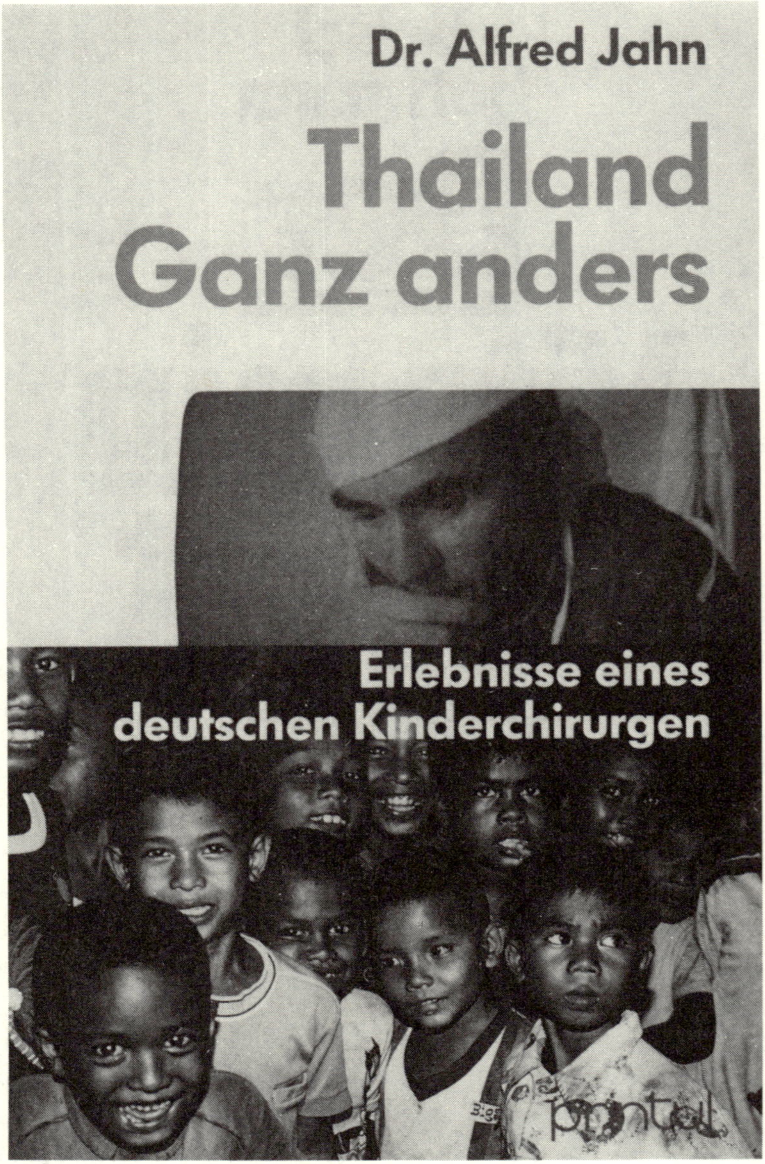
Dr. Alfred Jahn
Thailand
Ganz anders
Erlebnisse eines
deutschen Kinderchirurgen